UNE **BELLE PEAU**
en **60** recettes maison

Ouvrage publié pour la première fois en Espagne en 2006
par les éditions Océano, Barcelone, Espagne, sous le titre *Belleza y cosmética natural*.

© 2006 Grupo Oceano
© 2008 Losange, Chamalières, France, pour l'édition française

Photographies : Becky Lawton, M & G Studios, Stock Photos, Age Photostock, Archives Océano Ámbar
Illustrations : Virgili

Pour l'édition française :
Direction éditoriale : Hervé Chaumeton
Traduction et adaptation : Khéloudja Ameur
Relecture : France Fauchère
PAO : Nathalie Lachaud, Francis Rossignol
Photogravure : Stéphanie Henry, Chantal Mialon

ISBN : 978-2-84416-733-0
Numéro d'éditeur : 84416
Dépôt légal : avril 2008
Achevé d'imprimer : mars 2008
Imprimé en Slovaquie par Polygraf Print GmbH, Presov

Une BELLE PEAU en 60 recettes maison

Amelia Ruiz

ARTÉMIS ÉDITIONS

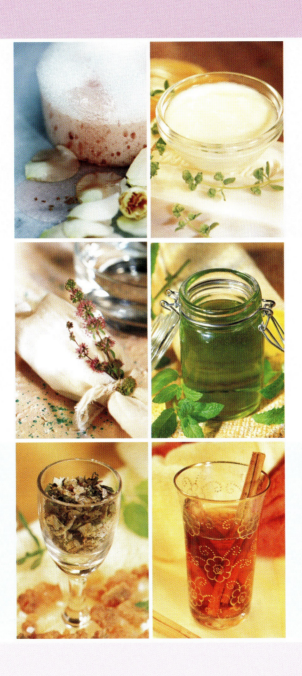

Sommaire

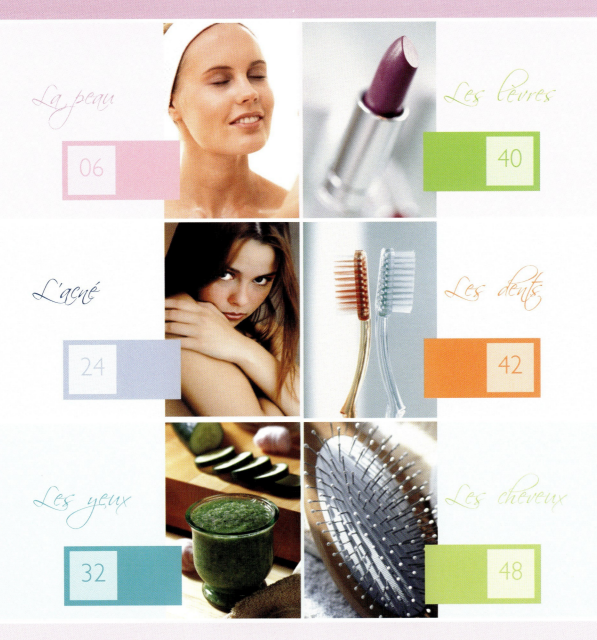

La peau — 06

L'acné — 24

Les yeux — 32

Les lèvres — 40

Les dents — 42

Les cheveux — 48

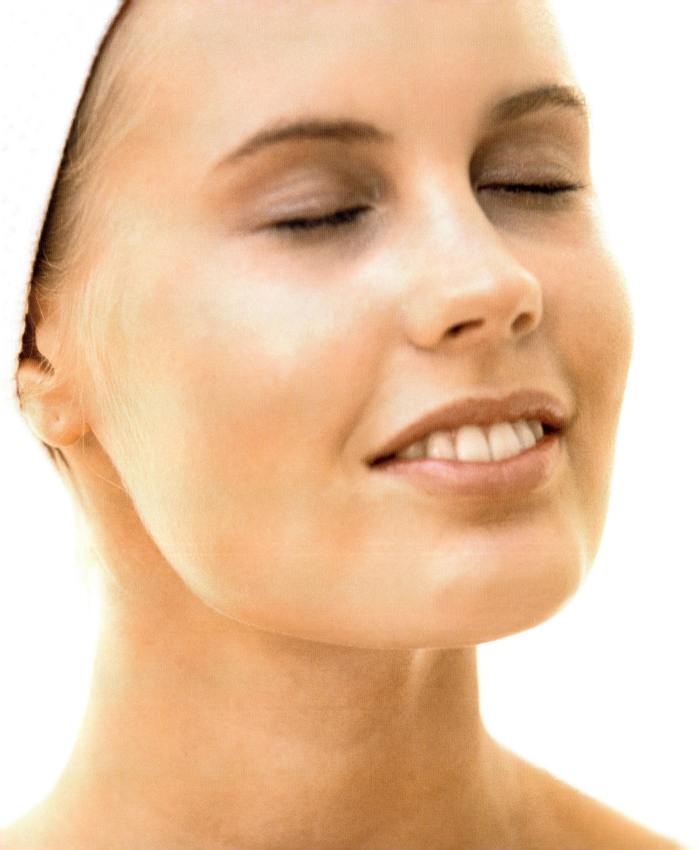

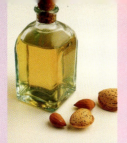

Traitement de base pour
soigner la peau

Première étape : le nettoyage

Garder une peau propre débarrassée du maquillage et des impuretés est la première étape à prendre en compte pour obtenir une peau saine et lumineuse. Pour commencer, le mieux est de se savonner le visage et de faire mousser avec de l'eau tiède ; pour la sécher, tapotez avec une serviette de toilette. Pour finir, appliquez une lotion tonique ou une crème hydratante.

Si, au lieu du savon, vous préférez un lait démaquillant, appliquez-le doucement avec un coton et... vous verrez alors la quantité de saleté cachée ! Il existe une crème ou une émulsion nettoyante pour chaque type de peau ; si vous avez la peau sèche, le mieux sera d'utiliser un lait hydratant, tandis que les peaux grasses préfèrent un gel purifiant. L'application de tout gel doit se faire par des mouvements qui partent du bas vers le haut du visage. Cela stimule la circulation sanguine. Seules les lotions toniques doivent s'appliquer par de petits tapotements. Si vous réalisez avec soin le nettoyage adapté à votre type de peau, vous n'éliminerez pas seulement la pollution, les restes de maquillage et les impuretés, vous éviterez aussi l'obstruction des pores et préviendrez ainsi l'apparition de boutons et de points noirs.

Nettoyage, hydratation, nutrition et exfoliation sont les quatre étapes de base pour conserver une peau saine, lumineuse et en bonne santé. Par la suite, nous vous apprendrons comment préparer tous les cosmétiques naturels qui vous aideront à la soigner.

Lait nettoyant au concombre
(peaux mixtes ou grasses)

- 25 cl de lait
- Le jus d'un petit concombre
- 3 gouttes d'huile essentielle de camomille

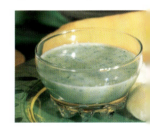

Mélangez le jus de concombre avec le lait et l'huile essentielle. Appliquez le lait nettoyant sur le visage avec un coton. Retirez-le à l'eau tiède.

Masque nettoyant au yaourt
(tous types de peaux)

- 4 cuillerées à soupe de yaourt nature (sans sucre)
- 2 cuillerées à café de miel liquide de romarin
- 3 gouttes d'huile essentielle de camomille

Mélangez les ingrédients et étalez sur tout le visage, en évitant le contour des yeux et de la bouche. Attendez quelques minutes et retirez le masque à l'eau tiède.

LA PEAU

Lotion nettoyante
à la pomme (peaux normales)

- Le jus d'une grosse pomme
- 1 cuillerée à soupe de lait
- 1 cuillerée à soupe d'avoine en poudre
- 3 gouttes d'huile essentielle de camomille

Mélangez le jus de pomme avec le lait, l'avoine en poudre et l'huile essentielle. Appliquez avec un coton et retirez à l'eau tiède.

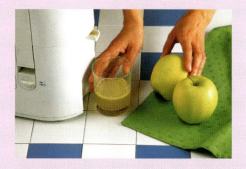

Crème nettoyante
à l'avocat (peaux sèches)

- 1 cuillerée à soupe de cire d'abeille
- 2 cuillerées à soupe de beurre de karité
- 4 cuillerées à soupe d'huile d'avocat
- 4 cuillerées à soupe d'eau distillée
- 3 gouttes d'huile essentielle de camomille

Faites fondre au bain-marie le beurre de karité et la cire, puis ajoutez l'huile d'avocat. Laissez refroidir et versez sur l'eau distillée. Ajoutez l'huile essentielle et remuez jusqu'à ce que le mélange soit totalement froid et ait acquis une consistance crémeuse.

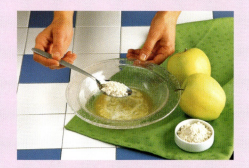

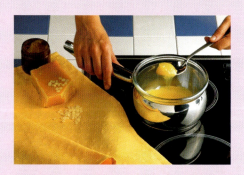

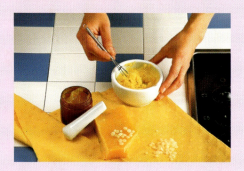

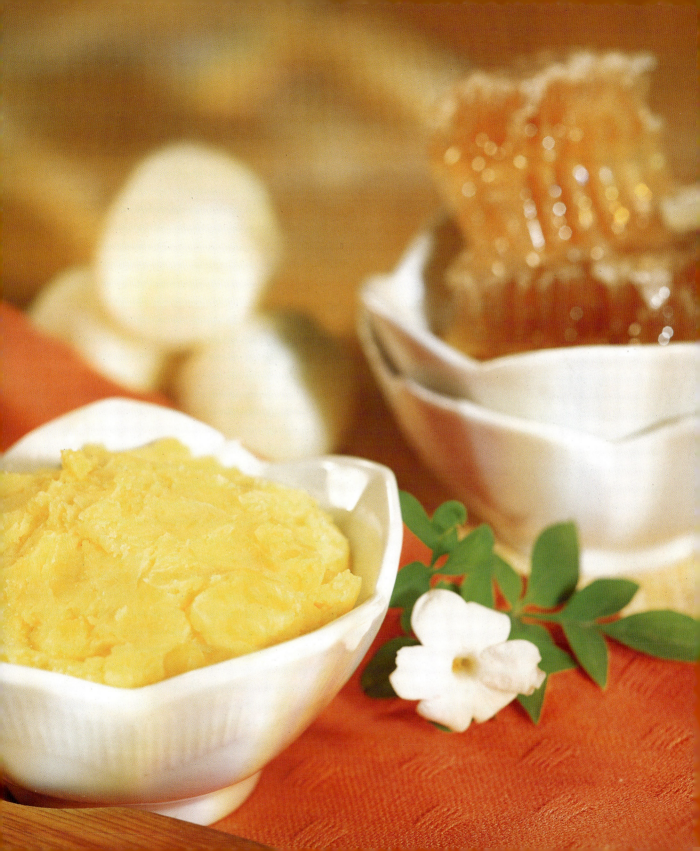

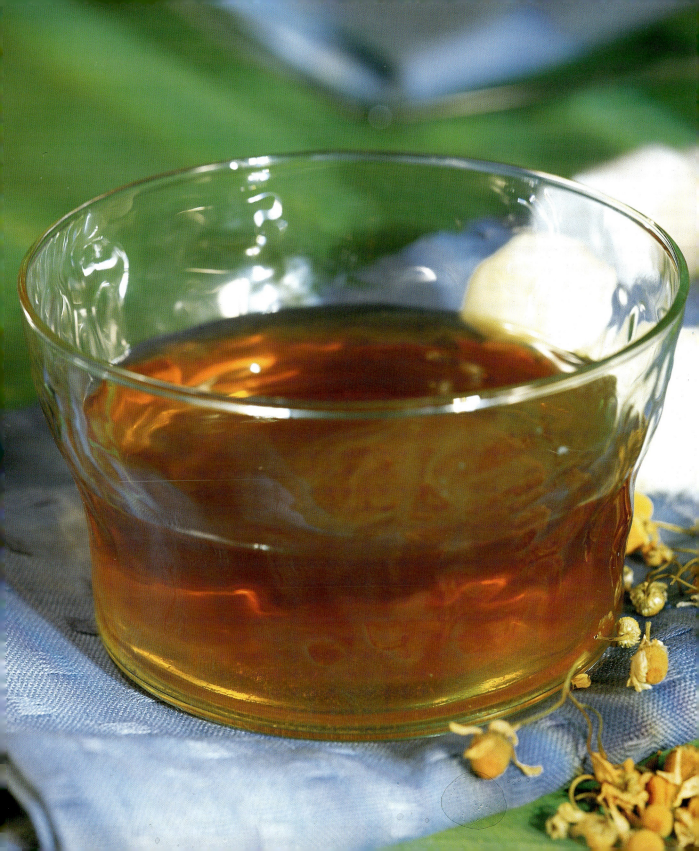

Deuxième étape : l'hydratation

Les produits hydratants contiennent une grande quantité de substances aqueuses qui s'étalent facilement sur le visage. Leur principale mission est de retenir l'eau ; en même temps ils aident à restructurer la peau grâce aux principes actifs qu'ils contiennent, comme les vitamines, les minéraux et les oligo-éléments.

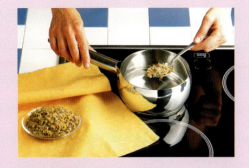

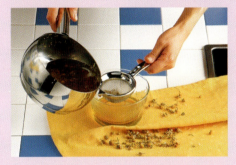

Tonique calmant
(tous types de peaux)

- 1 cuillerée à soupe de fleurs de camomille
- 1 tasse d'eau

Préparez une infusion de fleurs de camomille, laissez-la reposer environ 5 minutes. Filtrez-la et laissez refroidir jusqu'à ce qu'elle soit à température ambiante. Pour obtenir un effet calmant et décongestionnant sur la peau, appliquez l'infusion avec un coton imbibé, en effectuant de légers tapotements sur le visage.

Crème au germe de blé
(peaux sèches)

- 1 cuillerée à soupe de cire d'abeille
- 1 cuillerée à soupe de beurre de cacao
- 1 cuillerée à soupe de beurre de karité
- 3 cuillerées à soupe d'huile de germe de blé
- 2 cuillerées à soupe d'eau de rose
- 3 gouttes d'essence de rose ou de fleurs d'oranger

Faites fondre au bain-marie la cire d'abeille, le beurre de cacao et celui de karité, puis ajoutez l'huile de germe de blé.
Faites chauffer l'eau de rose et incorporez-la au mélange précédent. Remuez bien avec une cuillère en bois. Lorsque le mélange est tiède, ajoutez l'essence de rose ou de fleurs d'oranger.

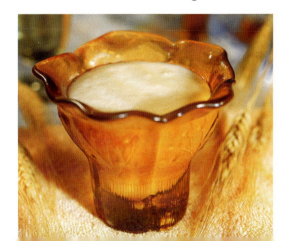

Astringent à la menthe
(tous types de peaux)

- 3 cuillerées à café de menthe hachée
- 2 cuillerées à café de vinaigre de cidre
- 25 cl d'eau distillée

Mettez la menthe dans un flacon avec le vinaigre de cidre, fermez bien et laissez macérer pendant au moins une semaine. Passé ce temps, filtrez et ajoutez l'eau distillée.

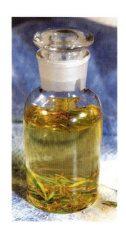

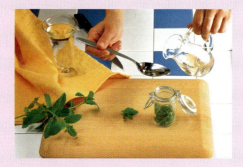

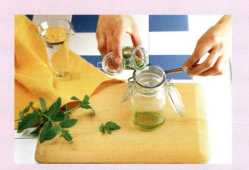

Crème hydratante au concombre
(peaux grasses)

- 2 cuillerées à soupe de jus de concombre
- 1 cuillerée à soupe de beurre de cacao ou de margarine végétale
- 1 cuillerée à soupe d'eau distillée ou de rose
- 1 cuillerée à café de cire d'abeille
- 3 gouttes d'huile essentielle de bergamote

Mettez tous les ingrédients à chauffer au bain-marie et laissez reposer le tout jusqu'à ce qu'il refroidisse.

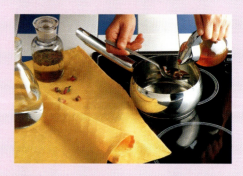

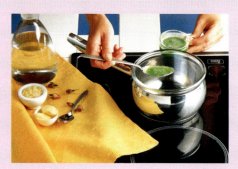

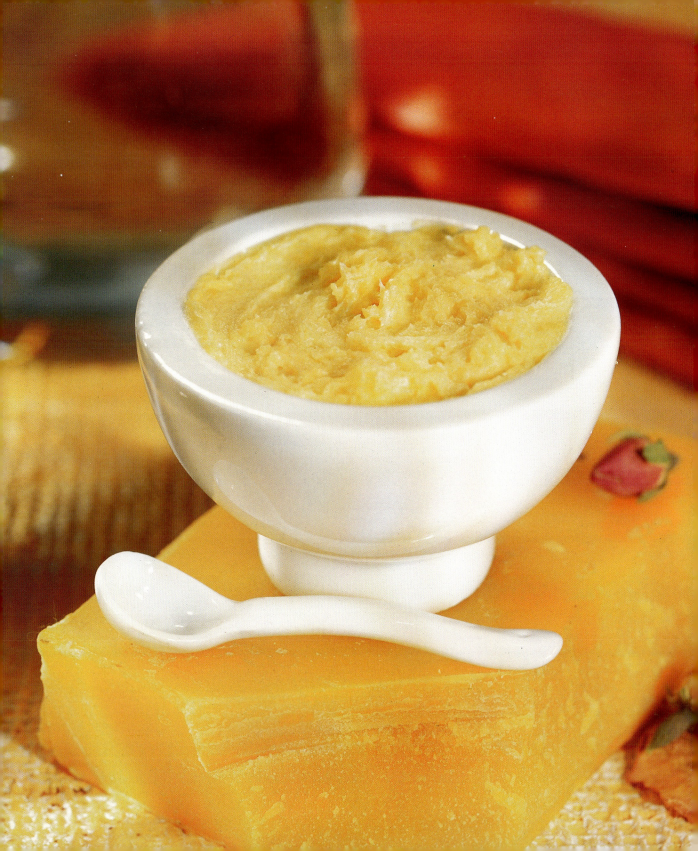

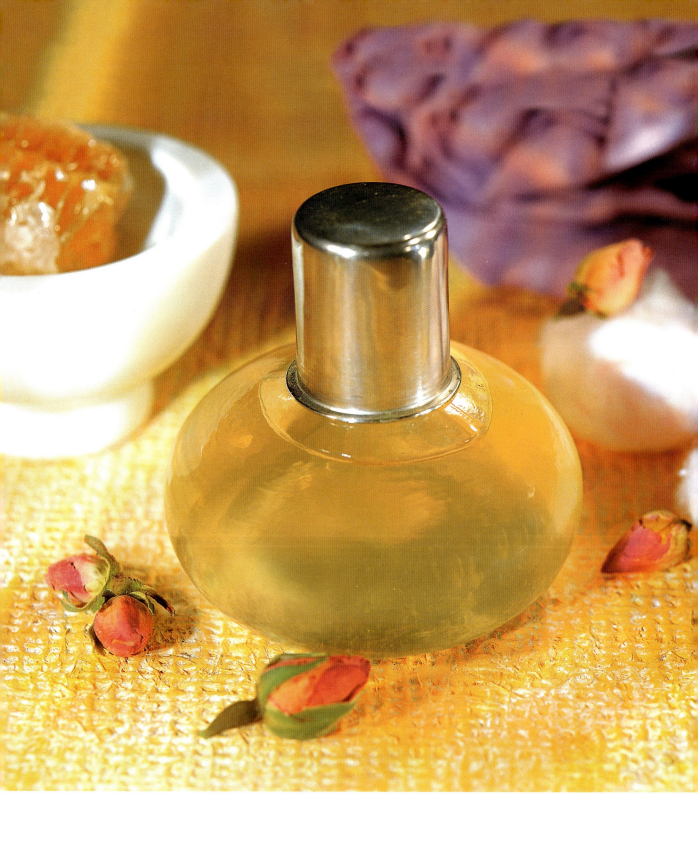

LA PEAU

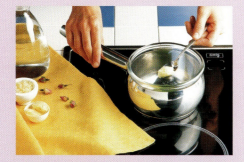

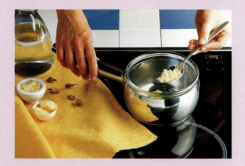

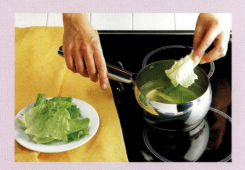

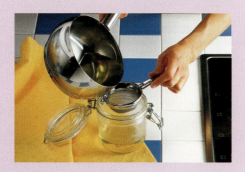

Lotion hydratante au miel
(tous types de peaux)

* 1/2 cuillerée à soupe de miel d'abeille
* 3 cuillerées à soupe d'eau d'hamamélis
* 3 cuillerées à soupe d'eau de rose

Faites chauffer l'eau de rose à feu doux, sans porter à ébullition. Faites dissoudre le miel dans l'eau de rose.
Lorsque le mélange est froid, ajoutez l'eau d'hamamélis et mélangez le tout à nouveau.
Versez cette lotion dans un flacon en verre sombre.
Appliquez cette lotion quotidiennement.

Lotion à la laitue
(tous types de peaux)

* 50 cl d'eau distillée
* 1 laitue

Mettez à bouillir les feuilles de laitue pendant 10 minutes dans beaucoup d'eau. Ensuite laissez refroidir, gardez l'eau de cuisson et versez-la dans un flacon en verre.

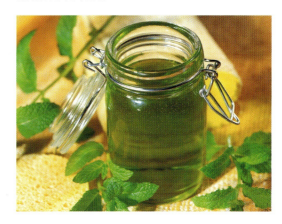

Troisième étape : la nutrition

Les crèmes nutritives, aussi appelées « de nuit » ou crèmes régénératrices ou encore réparatrices, s'appliquent la nuit car les cellules de la peau ont tendance à se régénérer pendant cette période de repos. Leur fonction est de nourrir et de protéger la tonicité de la peau. Elles sont principalement recommandées pour les peaux sèches.

Crème à la banane
(peaux normales)

- 1 demi-banane
- 3 cuillerées à soupe de lait

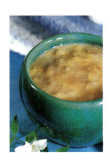

Écrasez la banane avec le lait jusqu'à l'obtention d'une pâte ayant la consistance d'une bouillie. Appliquez la crème sur le visage et laissez-la agir 3 ou 4 minutes. Retirez-la à l'eau tiède.

Crème nutritive au miel
(tous types de peaux)

- 2 cuillerées à café de miel
- 1 blanc d'œuf
- Quelques gouttes d'huile d'amande

Montez le blanc en neige, ajoutez le miel et l'huile d'amande, puis mélangez bien. Appliquez directement sur la peau.

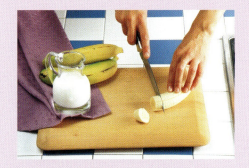
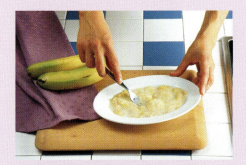
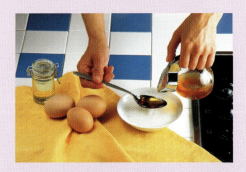
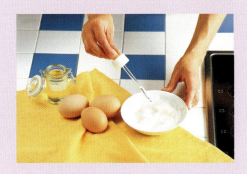

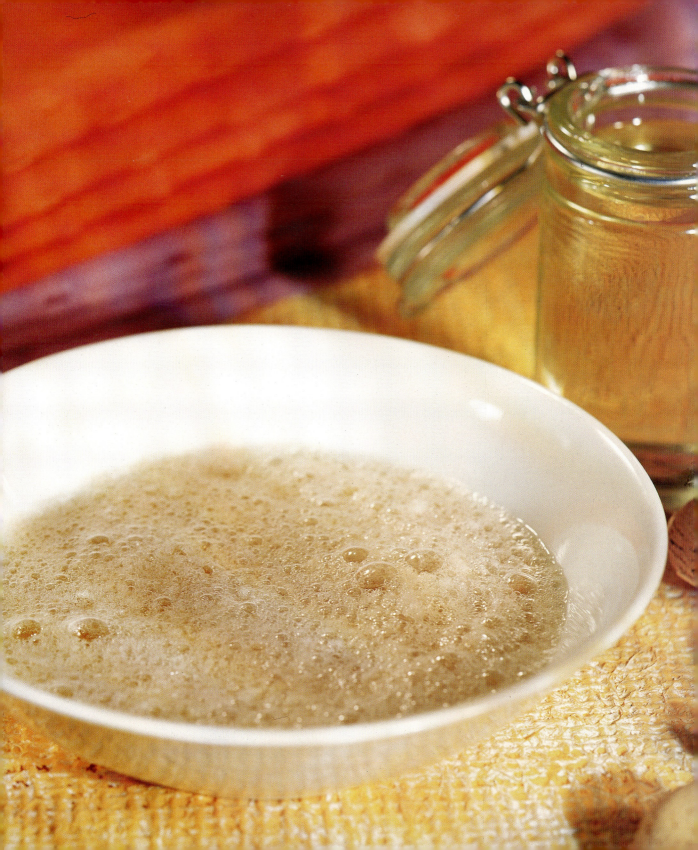

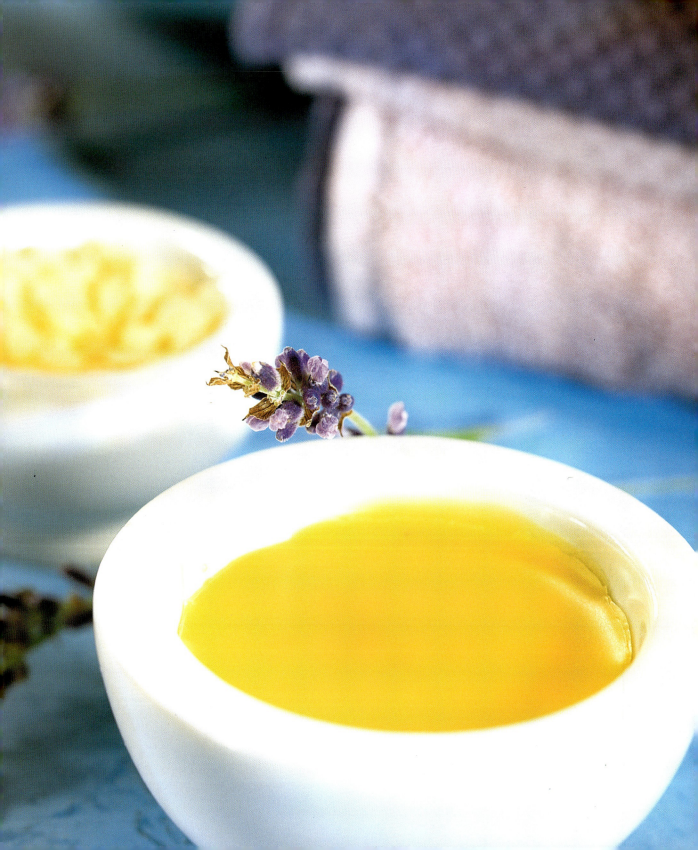

LA PEAU

Masques
pour revitaliser la peau

Rester allongée quelques minutes avec les yeux fermés, alors qu'agit un masque, est une façon agréable de se relaxer tout en embellissant. Les masques doivent remplir trois conditions : avoir une consistance onctueuse, être suffisamment adhérents à la peau et s'éliminer avec facilité. Selon leurs ingrédients, ils peuvent avoir différentes fonctions : nettoyer, hydrater et nourrir l'épiderme, agir comme des astringents ou raffermir la peau.

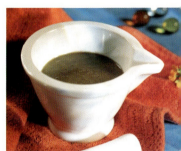

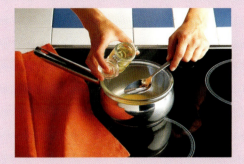

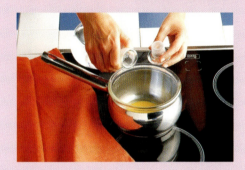

Crème nutritive
à l'huile d'amande
(peaux sèches)

* 4 cuillerées à soupe d'huile d'amande
* 2 cuillerées à soupe d'eau de rose
* 1 cuillerée à soupe de cire d'abeille
* 1/2 cuillerée à café de vanille en poudre
* 3 gouttes d'huile essentielle de géranium

Dans un récipient, faites chauffer la cire et l'huile d'amande au bain-marie. Lorsque la cire a bien fondu, versez l'eau de rose, la vanille et l'huile essentielle de géranium. Laissez refroidir.

L'exfoliation

Cette opération renouvelle l'épiderme, nettoie et élimine en douceur les cellules mortes et les impuretés de la peau du visage, en empêchant l'obstruction des pores et, par conséquent, l'apparition de points noirs. L'exfoliation est le passage préalable et inévitable aux masques. Une peau propre et débarrassée des cellules mortes se trouvera dans les meilleures conditions pour recevoir les effets de ceux-ci ou de tout autre produit. Une fois par semaine, il convient de bien exfolier la peau après l'avoir nettoyée. De cette façon, nous arriverons à combattre les rides, à améliorer la luminosité et à réduire les taches cutanées.
Une façon facile et naturelle de gommer la peau du visage consiste à ajouter un petit morceau de sucre à votre démaquillant habituel. Les granules qui se forment, frottés délicatement sur la peau, nettoient en profondeur, oxygènent, lissent, affinent le grain de la peau et referment les pores.

La peau

Masque à l'argile
(peaux normales)

- 2 cuillerées à soupe d'argile
- 1 cuillerée à soupe de yaourt nature
- 1 œuf
- 1 cuillerée à soupe de miel
- 1/2 banane mûre

Mélangez l'argile avec les autres ingrédients et remuez jusqu'à l'obtention d'une crème pâteuse et consistante. Appliquez-la sur le cou et le visage. Laissez agir environ 20 minutes, tandis que vous vous étirez et relâchez les muscles du visage. Retirez le masque à l'eau tiède.

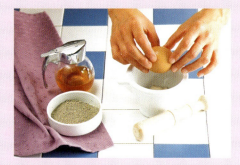

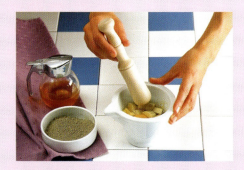

Masque à la poire
(peaux sèches)

- 1/4 de poire mûre
- 2 cuillerées à soupe de yaourt nature
- 1 cuillerée à café de fécule de maïs

Pelez la poire et retirez la partie dure du centre. Broyez-la avec le yaourt et la fécule de maïs. Appliquez directement le masque sur le visage et le cou. Laissez agir 20 minutes et retirez-le à l'eau tiède. Ce masque possède un effet nutritif et adoucissant sur les peaux sèches et sensibles.

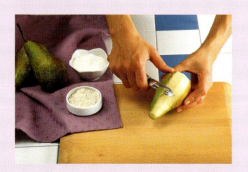

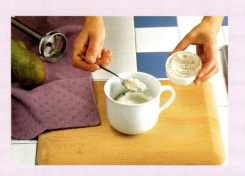

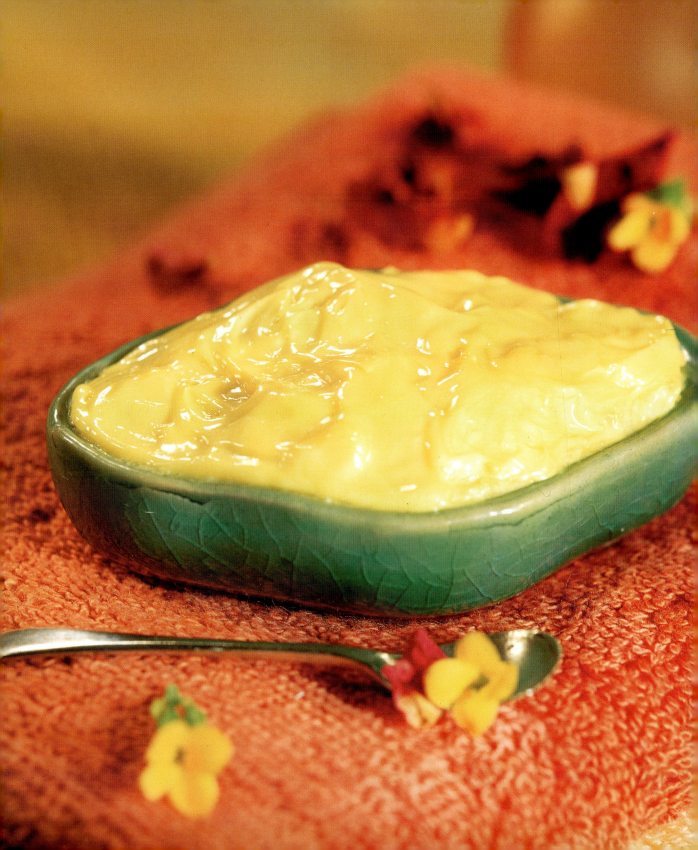

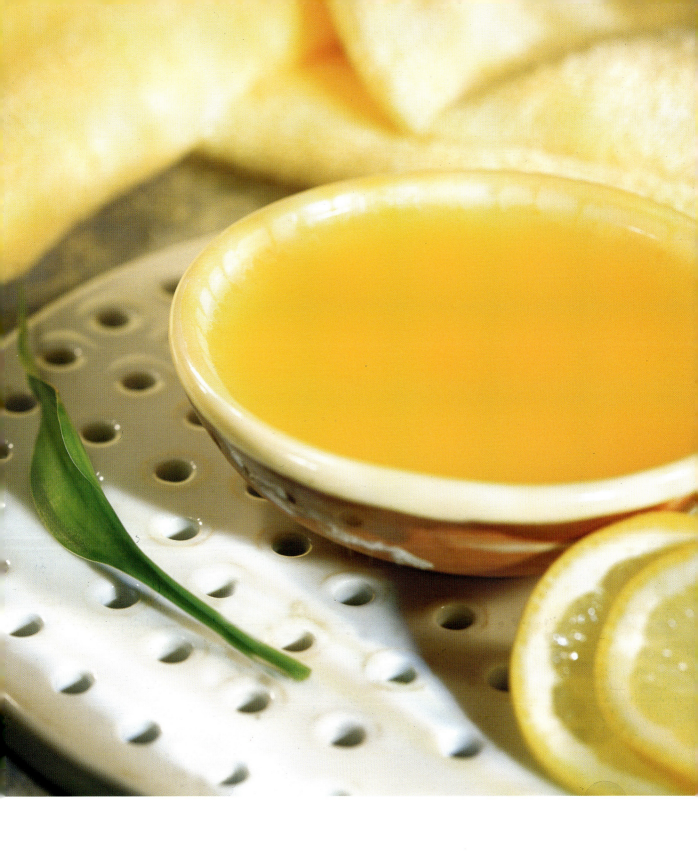

LA PEAU

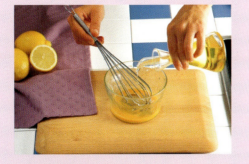

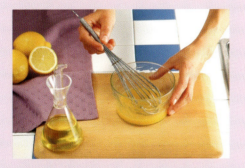

Masque à l'œuf
(peaux mixtes)

* 1 jaune d'œuf
* 3 cuillerées à soupe d'huile d'olive
* 1 cuillerée à soupe de jus de citron

Faites une émulsion en versant peu à peu l'huile sur le jaune, sans cesser de remuer. Ajoutez le jus de citron et, lorsque le tout est parfaitement mélangé, vous pouvez l'appliquer sur la peau du visage et du cou, en le laissant agir pendant 20 minutes. Pour le retirer, lavez-vous le visage à l'eau tiède puis rincez-le à l'eau froide.

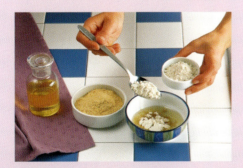

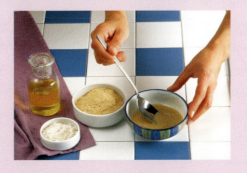

Masque à l'avoine
(peaux grasses)

* 2 cuillerées à soupe d'huile de soja
* 3 cuillerées à soupe de farine d'avoine fine
* 1 cuillerée à café de levure de bière
* 3 gouttes d'huile essentielle d'orange

Dans un récipient, versez l'huile de soja et ajoutez peu à peu la farine d'avoine, tandis que vous remuez avec une cuillère.
Ajoutez la levure de bière et les trois gouttes d'huile essentielle d'orange, mélangez bien. Versez la préparation dans un flacon propre et sec. Au moment de l'utiliser, mélangez – dans le creux de la main – une cuillerée à café de ce masque avec la même quantité d'eau chaude. Appliquez ensuite sur un visage propre.

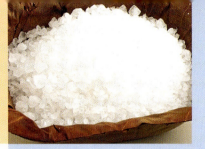

L'acné
LE RÉVEIL DES HORMONES

*I*l s'agit du problème le plus courant pendant l'adolescence, à cause des changements hormonaux qui se produisent à cette étape de la vie. Cependant, ces points noirs ou ces boutons peuvent apparaître à n'importe quel moment de la vie, y compris chez des personnes n'en ayant jamais eu auparavant. Les trois quarts des jeunes en souffrent un peu ou dans une grande mesure.

L'acné n'est pas une affection grave, mais le fait qu'elle se manifeste justement au moment de l'adolescence aggrave la crise identitaire propre à cet âge pour les jeunes filles et les jeunes garçons qui en sont atteints.

Pour aider les jeunes dans ce désarroi créé par cette maladie de la peau, les marques de cosmétiques offrent une grande variété de produits qui promettent des résultats quasi miraculeux en peu de temps. Pourtant la solution au problème de l'acné n'est pas chose facile. Généralement, elle disparaît toute seule au bout de quelques années ; il est malgré tout possible de prendre certaines mesures et de recourir à un traitement naturel pour éviter qu'elle n'empire ou ne s'étende. Ce sont avant tout des mesures d'hygiène pour pallier les effets négatifs de cette éruption cutanée qui est provoquée par les changements hormonaux.

Pourquoi l'acné et les boutons apparaissent-ils ?

Pour comprendre comment l'acné se forme, il faut savoir que la peau est constituée de différentes couches de cellules, parmi lesquelles il y a de nombreux follicules pileux. Autour de ces derniers existent de nombreuses glandes sébacées qui sécrètent du sébum. Ce dernier a pour fonction de maintenir l'humidité de la peau, il repousse l'eau et agit comme une espèce de lubrifiant protecteur.

Applications 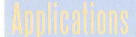 de sel

- 2 poignées de gros sel
- 25 cl d'eau
- 2 gouttes d'huile essentielle de bergamote

Humidifiez les deux poignées de gros sel avec l'eau et l'huile essentielle, sans arriver pour autant à la formation d'une pâte liquide. Frictionnez votre visage avec ce produit, avec des mouvements circulaires. Quelques minutes après, lavez-vous généreusement le visage à l'eau froide.

CONSEIL

*D*es études récentes révèlent que dans la majorité des cas d'acné, il existe une déficience en zinc de l'organisme. On recommande de prendre de la lécithine de soja tous les jours, car ce supplément diététique agit comme émulsifiant, c'est-à-dire qu'il aide à détruire et disperser les graisses. De plus, pour améliorer la circulation et augmenter le flux de sang à la surface de la peau, il est conseillé de bien dormir, de faire de l'exercice et d'aller prendre l'air.

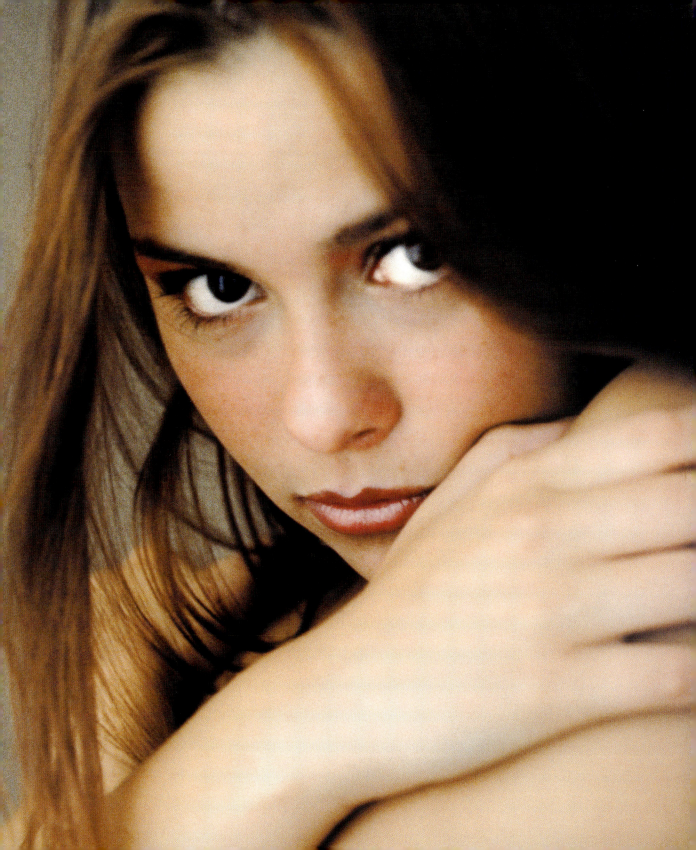

La peau

Masque nutritif

- 1 cuillerée à soupe d'avoine pulvérisée
- 10 gouttes d'huile d'amande douce
- 1 jaune d'œuf
- Suffisamment de lait pour donner une consistance crémeuse au masque
- 3 gouttes d'huile essentielle de myrrhe

Mélangez tous les ingrédients et appliquez sur le visage et le cou du bas vers le haut. Laissez agir environ 20 minutes.
Rincez ensuite votre visage à l'eau froide pour resserrer les pores et stimuler la circulation.

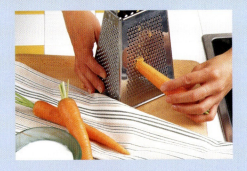

Bain de vapeur aux herbes

- 1 cuillerée à soupe de racine de réglisse
- 1 cuillerée à soupe de feuilles de violette
- 1 cuillerée à soupe de racine de grande consoude
- 1 cuillerée à soupe de pissenlit
- 1 cuillerée à soupe d'écorce de saule blanc
- 1 cuillerée à soupe de rhubarbe

Dans un récipient, mettez les herbes avec de l'eau bouillante. Couvrez-vous la tête et le récipient avec une serviette et exposez votre visage à la vapeur pendant 15 minutes, sans trop vous approcher afin de ne pas vous brûler. Lorsque vous avez terminé, passez un coton sur votre visage pour éliminer les impuretés. Pour finir, lavez-vous le visage à l'eau froide ou avec une autre infusion d'herbes.

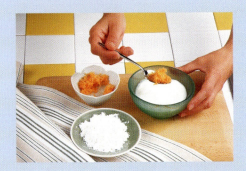

Masque à la carotte

- 1 demi-yaourt
- 1 cuillerée à soupe de carotte finement râpée
- 1 cuillerée à café de fécule de maïs

Pour préparer ce masque simple, mélangez tous les ingrédients jusqu'à l'obtention d'une bouillie consistante. Appliquez-la sur le visage et le cou, en laissant agir environ 20 minutes. Retirez à l'eau froide.
Les résultats de ce masque sont surprenants : le yaourt nourrit, adoucit et combat les infections ; la carotte absorbe les éléments nocifs de la peau et la fécule de maïs adoucit, éclaircit et donne de la fermeté à la peau.

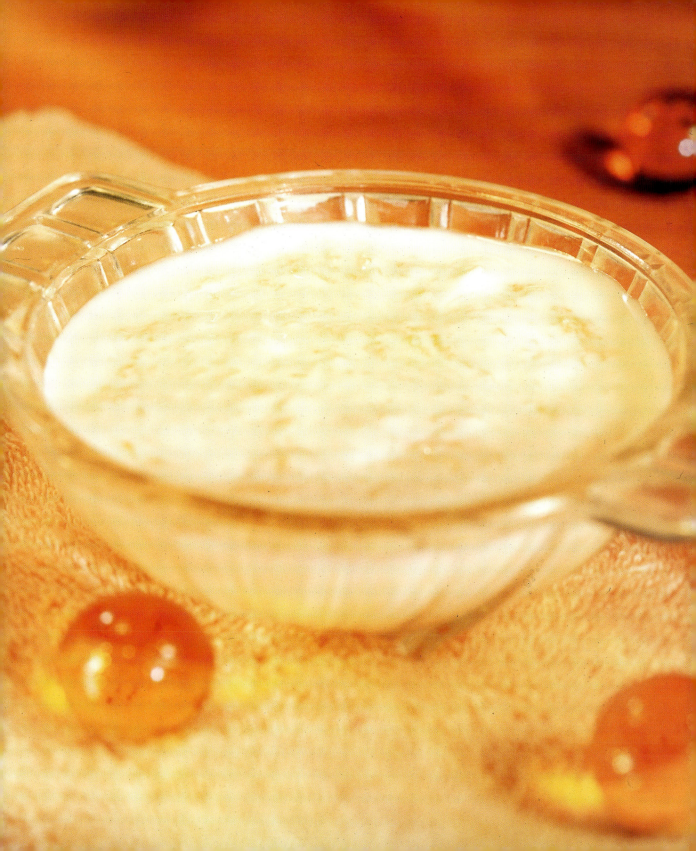

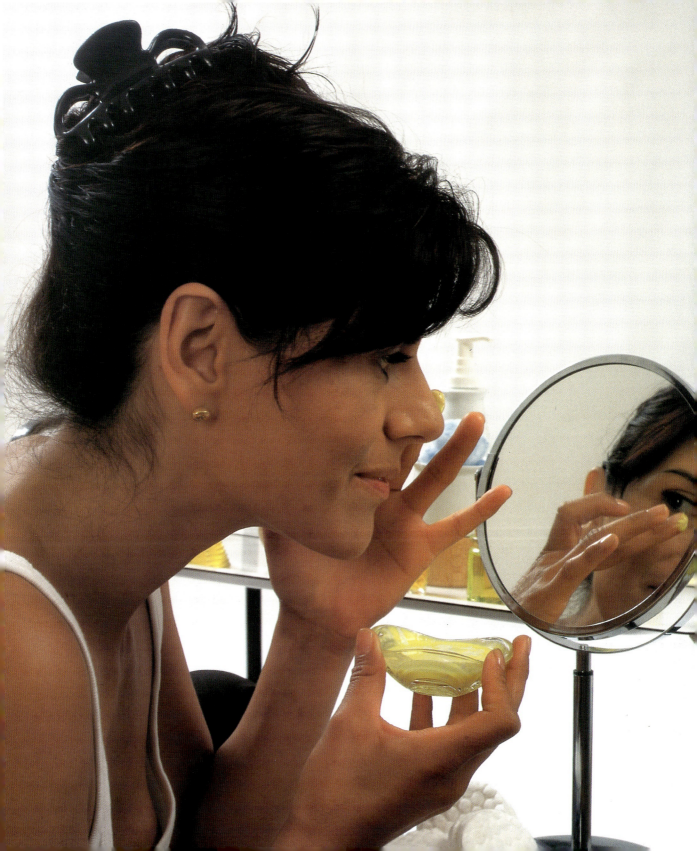

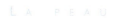
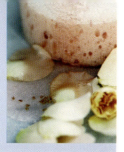

La peau

Les rides, la trace du temps

Tout au long de la vie, notre peau va connaître des changements au même titre que le reste de notre corps. De la douce texture veloutée de l'enfance à la maturité, beaucoup d'années s'écoulent et la peau devient alors plus sèche, en perdant de son élasticité. Sa capacité de régénération se réduit et les approvisionnements en oxygène et en nutriments baissent à mesure que diminue la circulation sanguine en elle.

Bien que l'apparition des rides soit une conséquence inévitable du passage du temps sur la peau, ce serait une grave erreur de penser aux rides comme si elles étaient un symptôme de la décrépitude du corps. Les rides qui apparaissent sur le visage ne vont pas enlaidir notre expression, elles sont un trait de plus de notre image, que nous ne devons certainement pas négliger.

Nous allons aborder certaines questions essentielles à prendre en compte pendant ces années où la peau devient plus sensible et commence à perdre de sa fraîcheur. Nous vous proposons aussi quelques recettes qui seront d'une grande aide pour combattre et retarder le processus du vieillissement : huiles, crèmes, lotions, masques... Il existe beaucoup de produits qui peuvent se réaliser facilement à la maison et qui retarderont l'apparition des rides.

Qu'est-ce que le photovieillissement ?

Aussi appelée « élastose solaire », il s'agit **du vieillissement prématuré de la peau provoqué par un excès de soleil.** Les ultraviolets accentuent la formation de radicaux libres, qui font perdre son élasticité à la peau et provoquent l'apparition prématurée des rides. Ce type de vieillissement n'a rien à voir avec celui dû au temps qui passe.

Les fans de bains de soleil devront prendre de plus grandes quantités d'antioxydants pour se protéger correctement : **vitamine E, vitamine C, sélénium**, mais surtout **vitamine A ou bêta-carotène.**

Crèmes naturelles pour prévenir les rides

L'apparition des rides est inévitable et, bien que celles-ci ne puissent être éliminées, elles peuvent être atténuées et retardées. La prévention des rides passe par une peau bien nourrie et correctement hydratée.

Crème antirides à l'avocat

- 1 cuillerée à café de cire brute d'abeille
- 1 cuillerée à café de beurre de cacao
- 1 cuillerée à soupe d'huile d'avocat
- 1 cuillerée à soupe d'huile de soja
- 2 cuillerées à soupe d'eau
- 3 gouttes d'essence de géranium

Dans un récipient, faites chauffer au bain-marie la cire, le beurre de cacao, l'huile d'avocat et de soja, jusqu'à ce que le mélange prenne un aspect clair. Retirez le récipient du bain-marie. Remuez et, lorsque vous obtenez un liquide laiteux, ajoutez l'essence de géranium. Remuez de nouveau, puis mettez la crème dans un pot propre.
Cette crème doit être conservée au réfrigérateur.

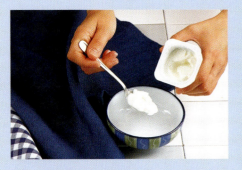

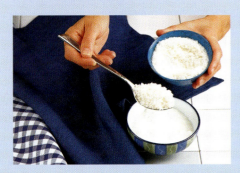

Lotion antirides aux herbes

- 50 g de mélisse
- 50 g de camomille
- 50 g de tilleul
- 1 blanc d'œuf

Préparez une infusion avec les herbes, filtrez-la et laissez refroidir. Avant d'appliquer la lotion, recouvrez les zones où il y a le plus de rides avec le blanc d'œuf battu. Retirez à l'eau tiède et appliquez ensuite la lotion herbacée à l'aide d'un coton.

Masque à la noix de coco

- 1/3 de pot de yaourt
- 1 cuillerée à soupe de noix de coco finement râpée

Mélangez bien le yaourt et la noix de coco râpée. Appliquez sur tout le visage et le cou, en laissant le masque agir pendant 30 minutes. Lavez-vous le visage à l'eau tiède, puis rincez-le à l'eau froide. Ensuite, appliquez une lotion hydratante. Ce masque apporte les huiles nécessaires pour combattre la sécheresse de la peau propre au vieillissement.

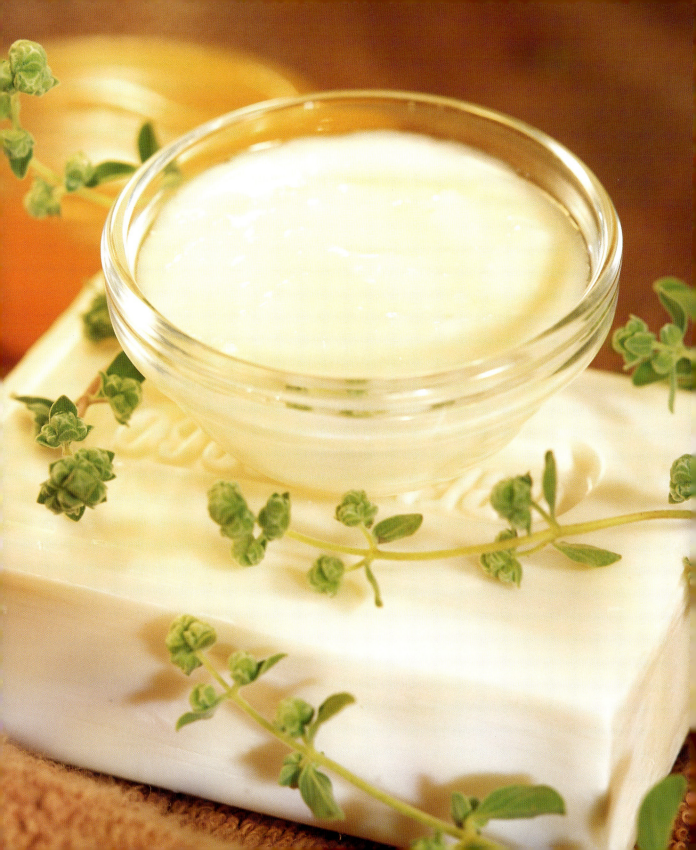

Les yeux
VOTRE MEILLEUR REFLET

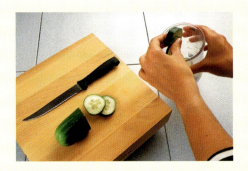

*I*ls sont une partie importante de notre visage, qui mérite d'être soignée et protégée. Les yeux témoignent de notre état de santé, ils sont un reflet du corps et aussi de l'âme. De plus, la peau qui entoure les yeux est très délicate et fine, c'est pourquoi nous devons lui accorder une attention particulière.

Comment avoir un regard brillant et expressif

Les yeux reflètent divers processus nerveux et hormonaux. En cas de besoin, les hormones et les neurotransmetteurs arrivent jusqu'aux yeux avec une célérité incroyable et accélèrent le métabolisme de l'œil en quelques dixièmes de seconde. En outre, il suffit de quelques minutes pour que l'échange d'enzymes activé par le zinc arrive à se multiplier jusqu'à 3 000 fois. C'est précisément cela qui est à l'origine de cette espèce de phosphorescence, d'éclat spécial dans le regard d'une personne amoureuse, ou devant une surprise ou une nouvelle agréable.

Dans notre système nerveux central se synthétisent à grande vitesse les hormones qui excitent et prédisposent à l'action, comme l'adrénaline ou la noradrénaline. L'intervention de l'adrénaline accélère le métabolisme de l'œil en une fraction de seconde. Ce processus dépend aussi de la présence suffisante des aminoacides phénylalanine et tyrosine, comme par exemple la vitamine C, la vitamine B6, le magnésium et le manganèse.

Pour que ces cellules du système nerveux puissent synthétiser des millions d'hormones du bonheur requises en une fraction de seconde, intervient un multiplicateur cellulaire appelé monophosphate cyclique d'adénosine. C'est le moteur du système nerveux, des passions, de l'amour et d'autres sentiments qui dopent l'organisme à toute vitesse.

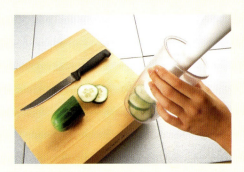

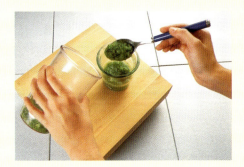

Crème au concombre pour les yeux irrités

Broyez un concombre, trempez-y un coton et appliquez-le sur les paupières. Vous pouvez aussi vous appliquer directement des rondelles fraîches de concombre ou le jus que vous extrairez en le pressant.

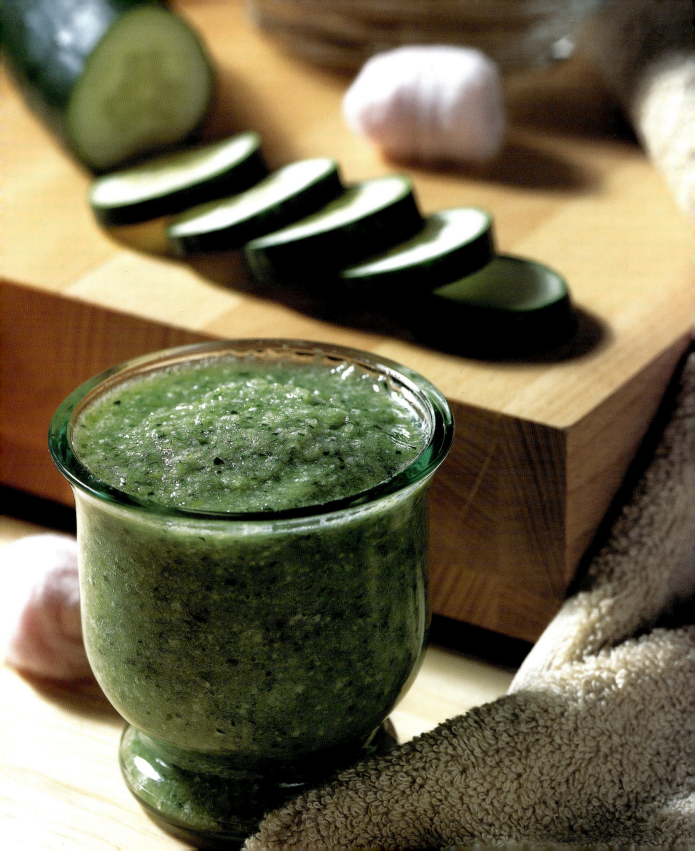

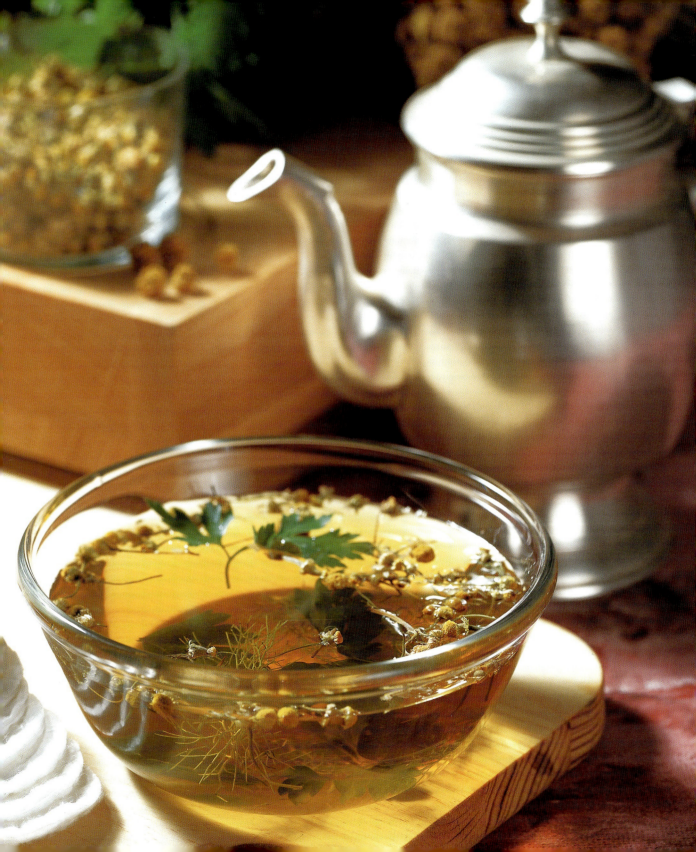

LES YEUX

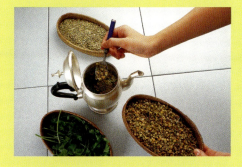

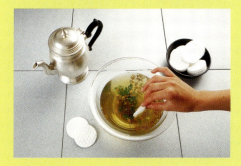

Contre les « pattes d'oie »

La peau qui entoure les yeux est l'une des zones du visage les plus fines et délicates, et pour cette raison l'une des premières à se rider, spécialement si nous la maltraitons ou simplement si nous la négligeons. Nous proposons quelques recettes avec des ingrédients riches en vitamine E, une vitamine dont l'effet est de retarder et de minimiser les rides. Outre l'application d'une crème, les pattes d'oie requièrent l'utilisation d'un tonique pour retendre la peau fatiguée, qui a perdu de son élasticité.

Huile cosmétique

- ☆ 2 cuillerées à café d'huile de soja
- ☆ 2 cuillerées à café d'huile d'amande
- ☆ 1 cuillerée à café d'huile d'avocat

Mélangez les trois huiles et conservez le mélange dans un petit pot en verre propre et sec. Fermez hermétiquement. Mettez deux gouttes sur le bout des doigts et réalisez un massage doux sur le contour des yeux.

Calmant aux herbes

Vous pouvez préparer une infusion avec du fenouil, du persil et de la camomille. Cette dernière est considérée comme la meilleure plante médicinale pour apaiser, reposer et dégonfler les yeux. Lorsque l'infusion est tiède, appliquez-la sur les yeux sous forme de compresses.

Applications de thé

Faites une infusion de thé, gardez les sachets égouttés au réfrigérateur. Appliquez-les sur les paupières, en les laissant agir pendant quelques minutes tandis que vous vous relaxez.

Les yeux

Crème oculaire

- 1 cuillerée à soupe de beurre de karité
- 1 1/2 cuillerée à soupe d'huile d'amande
- 2 cuillerées à soupe d'eau froide
- 1 capsule d'huile de germe de blé

Faites chauffer au bain-marie le beurre de karité avec les huiles. Lorsque le tout a fondu, retirez du feu et mélangez bien avec de l'eau et la capsule d'huile de germe de blé jusqu'à l'obtention d'une crème fluide.

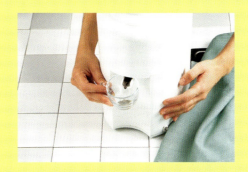

Lotion tonifiante
aux feuilles de violette

- 1 blanc d'œuf
- 1 cuillerée à café de miel
- 1/2 cuillerée à café d'huile d'amande
- 3 cuillerées à café de jus de feuilles de violette

Battez le blanc d'œuf, ajoutez le miel, l'huile et le jus de feuilles de violette. Remuez le tout et conservez la lotion dans un flacon en verre muni d'un bouchon de liège ou qui se visse. Après avoir appliqué cette lotion, rincez-vous à l'eau tiède.

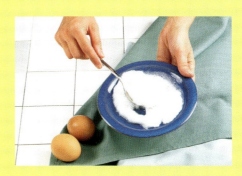

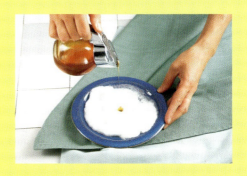

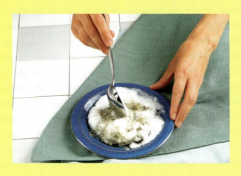

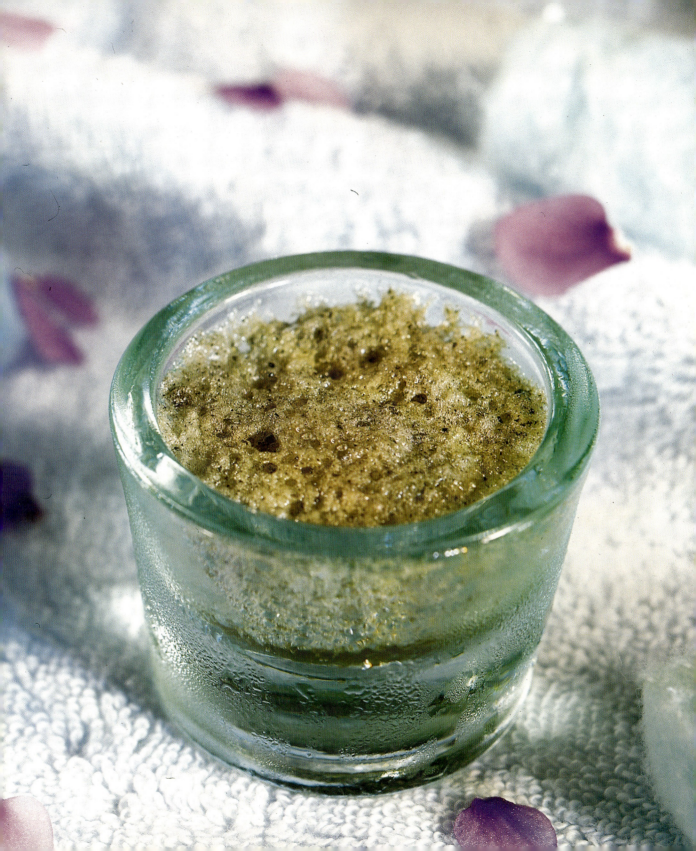

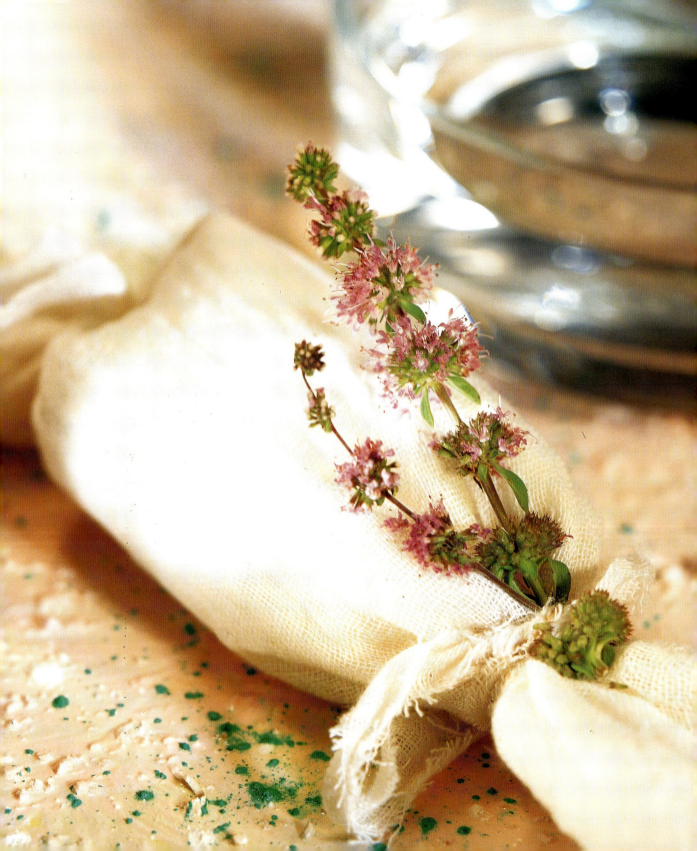

LES YEUX

Évitez les cernes

Pour réduire les cernes et les poches nous pouvons préparer plusieurs types d'infusion, en combinant les herbes suivantes : feuilles de consoude, persil, églantier, feuilles d'herbe-louise et fleurs de camomille. La consoude est une plante qui contient de l'allantoïne, très efficace contre les inflammations de la peau, les blessures et les rides prématurées. Appliquez l'infusion peu concentrée, lorsque celle-ci est tiède et à l'aide d'un coton.

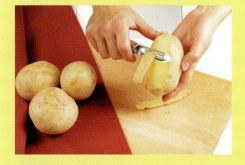

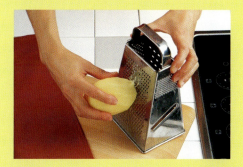

Tonique à la consoude

☆ Quelques feuilles de consoude
☆ 3 gouttes d'huile de germe de blé

Préparez une infusion de feuilles de consoude et versez quelques gouttes d'huile essentielle de germe de blé. Ensuite, imbibez un coton et appliquez sur les paupières.

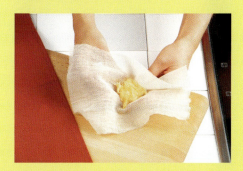

Crème anti-cernes

☆ 2 cuillerées à soupe de beurre de karité
☆ 1 cuillerée à soupe d'huile d'abricot
☆ 1 cuillerée à soupe d'huile d'amande
☆ 1 cuillerée à soupe de germe de blé

Faites fondre au bain-marie le beurre de karité dans un petit récipient et ajoutez le reste des ingrédients. Lorsque celui-ci est bien mélangé, laissez refroidir et versez dans un flacon en verre.

Applications de pomme de terre crue

Râpez une pomme de terre et mettez-la dans un morceau de mousseline, en l'enveloppant bien. Avec ces compresses, faites des applications sur les paupières et la zone sous les yeux.

Lèvres
DOUX BAISERS

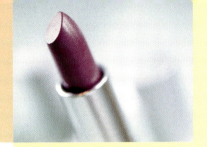

*D*élicates et sensibles, les lèvres ont besoin de protection et de douceur, puisqu'elles ont tendance à se dessécher et à gercer, surtout pendant les mois de grand froid et lorsqu'il y a du vent.

La faible hydratation naturelle des lèvres est due au fait qu'elles manquent de glandes sébacées, ce qui provoque facilement leur sécheresse et leur gercement. Il se peut aussi que notre organisme accuse une carence importante en vitamine B.

La solution ? Augmenter la consommation d'aliments riches en cette vitamine : avoine, germe de blé, son, levure, œufs, yaourts et pousses de graines.

Il convient d'appliquer plusieurs fois par jour une bonne crème hydratante sur leur peau délicate, ou bien un baume labial. Un remède naturel efficace pour adoucir les lèvres est de les enduire de miel et ensuite de les frotter délicatement avec une rondelle d'avocat.

Adoucissants labiaux

Éclat des lèvres

- 2 cuillerées à soupe de beurre de cacao
- 1/2 cuillerée à café de cire d'abeille

Faites fondre la cire et ajoutez le beurre de cacao, mélangez bien. Versez dans un flacon et laissez refroidir.

Baume labial

- 1/2 cuillerée à café de cire crue d'abeille
- 1 cuillerée à café de beurre de cacao
- 2 cuillerées à café d'huile de soja

Faites chauffer au bain-marie la cire d'abeille, le beurre de cacao et l'huile de soja, jusqu'à ce que le mélange prenne une consistance claire. Pour vérifier que la consistance du baume est correcte, prélevez quelques gouttes et laissez-les refroidir ; appliquez-les sur les lèvres (vous pouvez ajouter un peu plus d'huile de soja si le mélange et trop épais). Conservez le baume dans un petit flacon et laissez-le refroidir sans reboucher.

LES LÈVRES

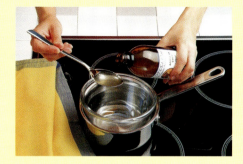

Adoucissant
à l'huile de courge

- 1 cuillerée à soupe d'huile de coco
- 1/2 cuillerée à soupe de beurre de cacao
- 1/2 cuillerée à soupe d'huile de courge

Faites fondre tous les ingrédients au bain-marie dans un récipient en verre et mélangez-les bien jusqu'à l'obtention d'une consistance crémeuse. Laissez refroidir le mélange dans le même récipient.

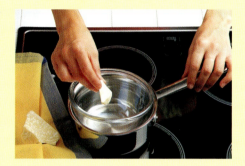

Crème aux herbes
pour les lèvres

- 1 cuillerée à soupe de beurre de karité
- 1 cuillerée à soupe d'huile d'abricot
- 2 cuillerées à soupe de fleurs de souci (calendula)

En premier lieu, préparez l'infusion de calendula, filtrez-la et laissez-la refroidir. Faites fondre le beurre de karité dans un petit récipient au bain-marie. Ajoutez l'huile et ensuite l'infusion. Retirez le récipient du bain-marie et fermez-le avec un bouchon en liège afin de pouvoir bien l'agiter et pour que le mélange s'émulsionne bien. Laissez refroidir la crème avant de l'utiliser.

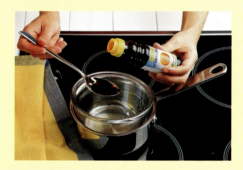

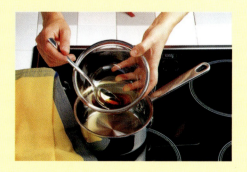

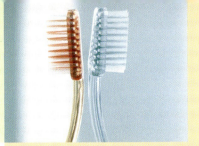

Dents,
SOURIEZ, S'IL VOUS PLAÎT

Les soins apportés aux dents doivent commencer le plus tôt possible. Bien que la plupart des gens connaissent la nécessité de brosser les dents après chaque repas, tous ne le font pas.

Alimentation et santé dentaire

Le régime alimentaire joue un rôle très important dans la santé dentaire. De nos jours, l'excès de consommation de sucre raffiné a favorisé l'apparition des caries dentaires. Qui, au contraire, s'alimente à base de produits complets, fruits et légumes frais, possédera des dents plus saines et fortes et se tiendra éloigné des problèmes de caries. Il faut faire en sorte que les enfants ne mangent pas beaucoup de sucreries ; le mieux est de leur offrir des fruits frais, des carottes ou des fruits secs comme alternative.

Les aliments frais, riches en substances vitales, sont un groupe très important à l'intérieur des aliments complets. Un tiers de notre alimentation devrait consister à consommer des fruits et des légumes crus. Un autre grand défaut de l'alimentation conventionnelle de notre civilisation est le manque de graisses vierges. Pour cette raison, les huiles raffinées et la margarine devraient être remplacées par le beurre. La consommation d'aliments protéiques d'origine animale devrait être aussi limitée et remplacée par celle de protéines végétales.

Les aliments nutritifs que doit contenir un régime centré sur le renforcement des dents sont : le phosphore, le calcium, les vitamines A et D et les protéines.

Comment se produisent les caries

Elles sont causées par la plaque bactérienne, qui héberge des millions de bactéries. **Il s'agit d'une masse dense composée d'hydrates de carbone, de protéines de salive, de restes d'aliments et de diverses molécules grasses.** Si après avoir mangé vous ne vous lavez pas les dents, cette plaque reste et va recouvrir toutes les dents. Pendant les repas, ces bactéries placées sur la dentition digèrent les hydrates de carbone (elles se nourrissent de cela) en les transformant en acides organiques, capables d'attaquer l'émail des dents. **Le processus commence immédiatement et peut durer plusieurs heures.** L'indice pH de la plaque diminue, c'est-à-dire que le revêtement bactérien s'acidifie. Le pH de la plaque aura atteint des valeurs critiques, entre 5,3 et 5,5, ce qui suppose une attaque acide de la surface des dents. **Pendant que vous mangez des produits sucrés, cette attaque se poursuit, mais si vous arrêtez, les bactéries cesseront de trouver de quoi s'alimenter,** le pH montera et interrompra l'agression contre les dents.

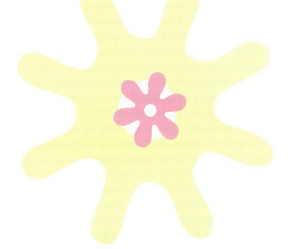

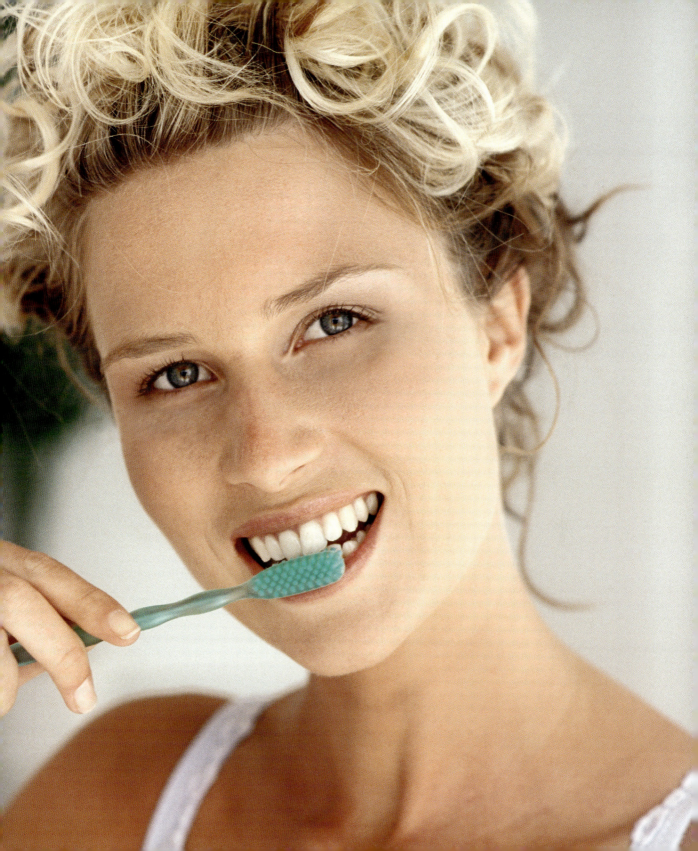

Les dents

Poudre à la sauge
et à la menthe

- 3 cuillerées à soupe de gros sel
- 6 cuillerées à soupe de bicarbonate
- 1 cuillerée à soupe de feuilles de sauge séchées, finement hachées
- 1 cuillerée à soupe de feuilles de menthe séchées
- 10 gouttes de teinture de myrrhe

Mélangez tous les ingrédients séchés, puis ajoutez les gouttes de teinture de myrrhe.
Distribuez ce dentifrice en poudre aux membres de la famille, dans des flacons distincts pour éviter les infections.

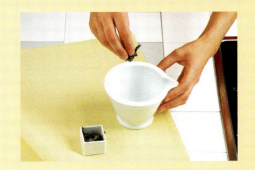

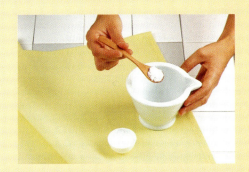

Poudre dentaire
aux herbes

- 1 cuillerée à soupe de romarin séché
- 1 cuillerée à soupe de sauge séchée
- 1 cuillerée à soupe d'arrowroot (*Maranta arundinacea*)
- 1/2 cuillerée à café de racine de réglisse en poudre

Broyez finement les feuilles séchées de romarin dans un mortier. Passez-les dans une passoire pour éliminer les fibres. Suivez le même procédé avec les feuilles séchées de sauge. Mélangez tous les ingrédients dans un petit pot en verre et agitez. Pour l'utiliser, enduisez une brosse à dents humide d'une petite quantité de cette poudre que vous aurez préalablement prélevée dans la paume de la main.

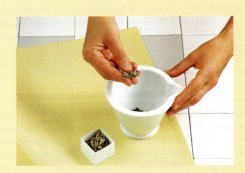

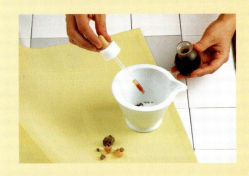

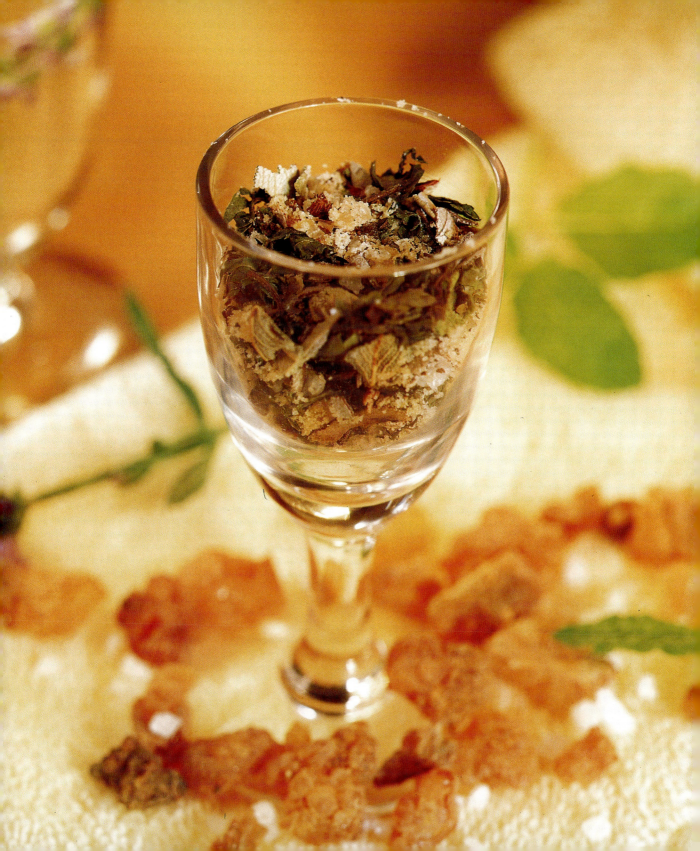

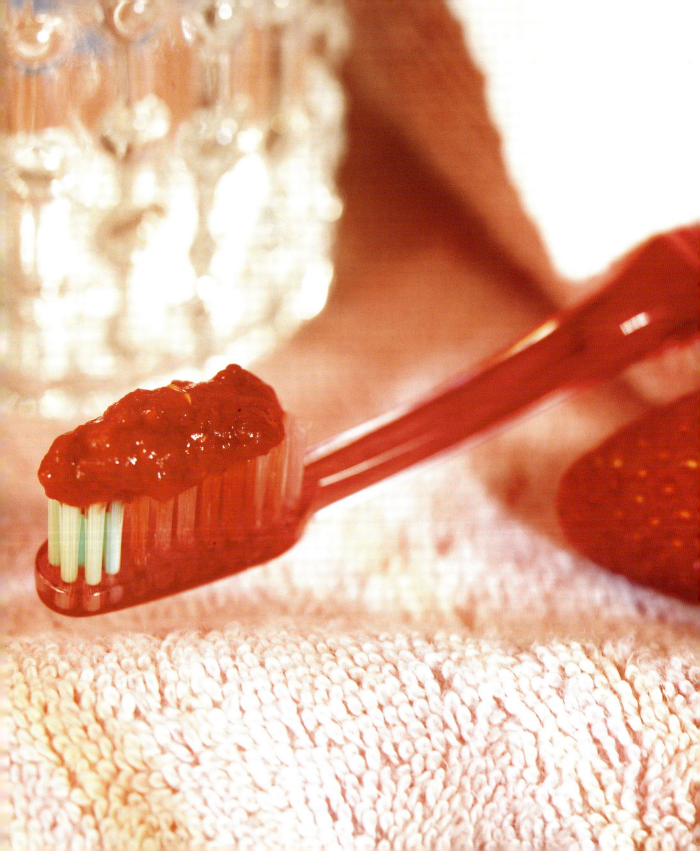

LES DENTS

Conseils pour garder des dents saines

• **Habituez les enfants à prendre des aliments sans sucre.** Le palais s'éduque aussi. Si pendant l'enfance on ne nous a pas habitué à l'excès de sucreries et de boissons gazeuses, une fois adulte nous n'aurons sûrement pas autant d'appétence pour le sucre. À mesure que nous nous habituerons à la saveur des aliments frais et complets, n'importe quel dessert fait avec de la farine et des sucres blancs nous paraîtra écœurant.

• **Mangez des aliments frais, crus et des produits complets.** Évitez la consommation d'aliments riches en hydrates de carbone raffinés (sucre et farine blanche).

• **N'attendez pas plus d'une demi-heure après avoir mangé pour vous brosser les dents.**

• **La conception de la brosse et le dentifrice ne garantissent pas un nettoyage correct** ; ce qui est véritablement important, c'est la technique de brossage. Un brossage rapide ne servira à rien, faites-le durer pendant au moins 3 minutes.

• **Mastiquez des aliments comme des carottes et des pommes** pour renforcer les dents et les gencives.

• **Ne coupez jamais de fil ou de plastique** avec les dents.

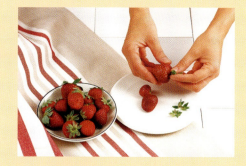

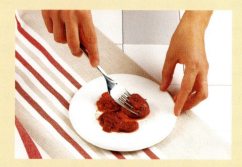

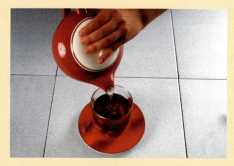

Dentifrice à la fraise

✩ 1 fraise mûre

Obtenez un excellent et rafraîchissant dentifrice en broyant une fraise mûre et en enduisant une brosse à dents. Après le brossage, il faut bien se rincer la bouche.

Pâte de bicarbonate

✳ 1 cuillerée à soupe de sel
✳ 1 cuillerée à soupe de bicarbonate

Mélangez à doses égales le sel et le bicarbonate. Humidifiez le mélange et brossez vos dents avec cette pâte qui agit comme un nettoyant et un dentifrice blanchissant efficace.

ILLUMINEZ VOS *cheveux*

Les cheveux et le cuir chevelu requièrent autant, ou même plus, de soins que la peau. Mais avant de commencer un traitement, vous devez connaître votre type de cheveux, les problèmes que vous allez rencontrer et savoir quelles sont les mesures nécessaires pour les éviter ou rendre vos cheveux sains.

Vitamines et minéraux pour les cheveux

Comme pour la peau, la santé du cheveu dépend en grande mesure du type de régime que nous suivons, car celui-ci a besoin de disposer d'une série de nutriments essentiels pour sa croissance.

Les vitamines du groupe B influent sur la croissance du cheveu, sur la production de sébum et sur la couleur, c'est pour cette raison qu'il est essentiel d'en consommer quotidiennement. Les vitamines A et C ont aussi une place de choix dans la production d'un cheveu beau et en bonne santé. Parmi tous les minéraux pour la santé du cheveu, le cuivre, le fer et l'iode se trouvent être essentiels.

Mais si un régime alimentaire correct et équilibré est nécessaire, il ne faut pas oublier que le stress affecte aussi de façon très négative vos cheveux. Une personne qui vit constamment sous tension a les muscles du cou tendus, ce qui réduit l'afflux de sang au cuir chevelu, si bien que les cheveux poussent difficilement et deviennent cassants.

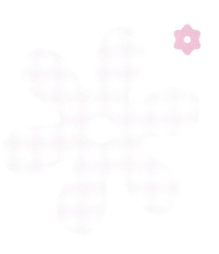

Shampooings : idées naturelles pour le soin des cheveux

Les cheveux doivent être lavés à l'eau tiède, donc jamais trop chaude. Le mieux est de le faire sous le jet de la douche et il est nécessaire de se mouiller toute la tête avant d'appliquer le shampooing. Quel que soit votre type de cheveux, le shampooing sera d'une importance primordiale. Celui-ci s'applique sur cheveux humides, avec des mouvements circulaires. Ce massage est très recommandé car il stimule la circulation, et de plus il permet que les cheveux soient complètement propres.

Il ne faut accorder aucune importance au fait que le shampooing fasse beaucoup ou pas de mousse ; certains des meilleurs et des plus purs shampooings moussent à peine. Essayez de bien rincer, en éliminant tous les restes de shampooing et terminez par un dernier rinçage à l'eau froide.

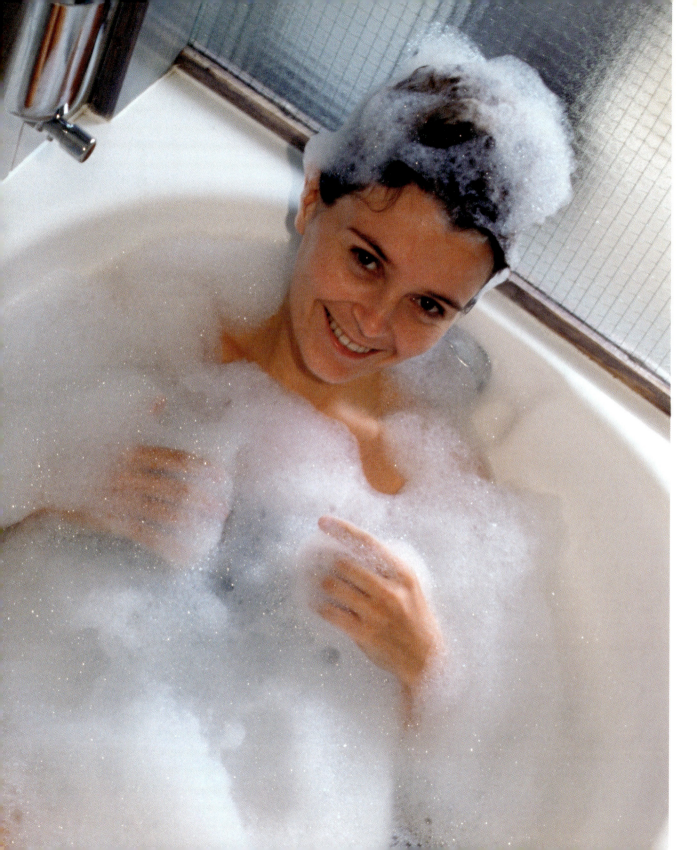

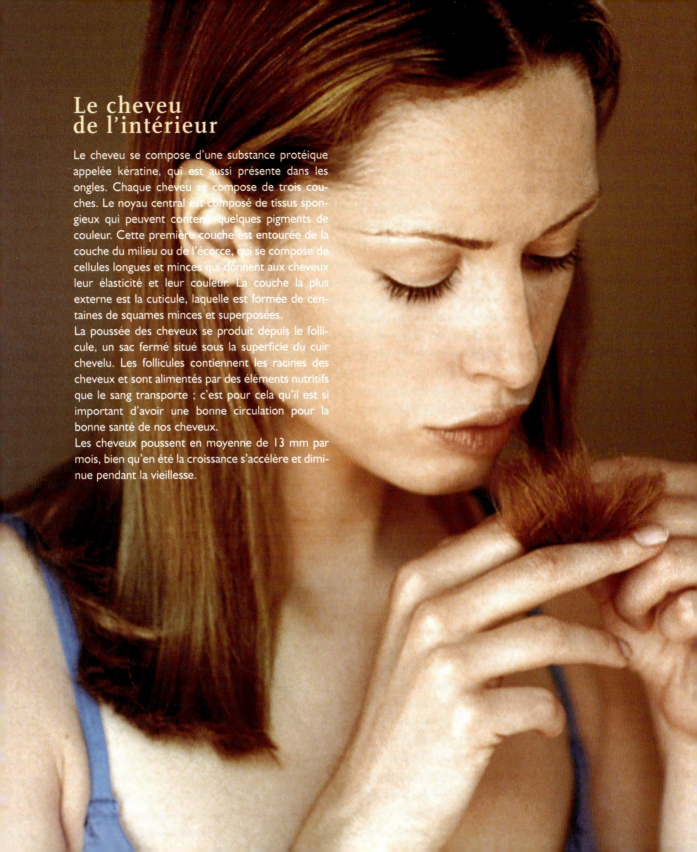

Le cheveu de l'intérieur

Le cheveu se compose d'une substance protéique appelée kératine, qui est aussi présente dans les ongles. Chaque cheveu se compose de trois couches. Le noyau central est composé de tissus spongieux qui peuvent contenir quelques pigments de couleur. Cette première couche est entourée de la couche du milieu ou de l'écorce, qui se compose de cellules longues et minces qui donnent aux cheveux leur élasticité et leur couleur. La couche la plus externe est la cuticule, laquelle est formée de centaines de squames minces et superposées.

La poussée des cheveux se produit depuis le follicule, un sac fermé situé sous la superficie du cuir chevelu. Les follicules contiennent les racines des cheveux et sont alimentés par des éléments nutritifs que le sang transporte ; c'est pour cela qu'il est si important d'avoir une bonne circulation pour la bonne santé de nos cheveux.

Les cheveux poussent en moyenne de 13 mm par mois, bien qu'en été la croissance s'accélère et diminue pendant la vieillesse.

Shampooing
pour cheveux roux

- 30 g de plantes variées : calendula, écorce d'hamamélis, henné, clou de girofle, tulipe rouge et fleurs de Jamaïque
- 50 cl d'eau distillée
- 30 g de savon naturel
- 2 gouttes d'huile essentielle, selon vos préférences

Mettez les herbes dans un récipient en porcelaine ou en terre et ajoutez l'eau. Faites bouillir à feu doux pendant 5 ou 10 minutes. Éteignez le feu et laissez infuser 10 minutes.
Filtrez le liquide et videz-le dans un autre récipient qui contient le savon naturel. Remuez bien jusqu'à ce que le savon naturel se dissolve et ajoutez les gouttes d'huile essentielle.

Shampooing protéique
à la sauge

- 30 g de sauge
- 1 litre d'eau
- 1 verre de shampooing naturel
- 2 œufs

Faites une infusion de sauge et filtrez-la. Ensuite, faites-la chauffer pour dissoudre le savon, en remuant constamment. Une fois froide, ajoutez les œufs et mélangez. Mettez le tout dans un récipient et laissez reposer pendant 24 heures. Agitez bien avant de l'utiliser.

Shampooing
au jaune d'œuf

- 1 jaune d'œuf
- 25 cl d'eau chaude

Mélangez le jaune d'œuf (utilisez 2 jaunes si vous avez les cheveux très longs) avec l'eau. Appliquez sur les cheveux, en réalisant un massage doux. Enroulez-vous la tête dans une serviette et laissez agir le shampooing quelques minutes.
Passé ce temps, rincez complètement les cheveux, sans avoir besoin d'appliquer un autre shampooing.

Shampooing aux herbes

- 15 g de racine de fenouil
- 15 g de sauge ou de trèfle
- 1/2 tasse de savon naturel râpé
- 25 cl d'eau

Faites bouillir le fenouil et la sauge, ou le trèfle, pendant 10 minutes.
Filtrez et ajoutez le savon râpé, en le laissant se diluer. Si nécessaire, ajoutez un peu d'eau pour améliorer sa consistance. Le fenouil, riche en huile naturelle, donnera de la brillance et de la douceur à vos cheveux.

LES CHEVEUX

Adoucissant acide

- 1/2 verre d'eau distillée
- 1 cuillerée à soupe de vinaigre de pomme
- 5 gouttes d'huile essentielle d'orange

Mettez les ingrédients dans un récipient et mélangez bien avec une cuillère. Versez dans une bouteille propre et sèche. Pour l'utiliser, mélangez une cuillerée d'adoucissant acide avec 1 litre d'eau chaude et rincez les cheveux avec cette solution.

Lotion capillaire
aux feuilles de bouleau

- 4 cuillerées à soupe d'eau
- 4 cuillerées à café de feuilles de bouleau séchées
- 3 cuillerées à soupe d'alcool éthylique

Préparez un extrait en faisant bouillir les feuilles séchées de bouleau dans l'eau. Prélevez 3 cuillerées à soupe d'extrait et laissez refroidir. Ajoutez l'alcool éthylique et remuez bien avec une cuillère.
Versez la lotion dans une bouteille propre et sèche. Massez les cheveux propres et humides avec la lotion, sans rincer.

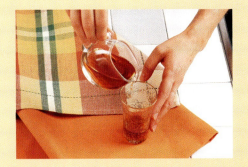

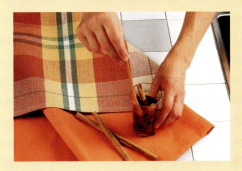

Tonique au rhum
et à la cannelle

- 1 petit verre de rhum
- 1 petit morceau d'écorce de cannelle

Mettez à macérer le rhum avec la cannelle pendant une nuit. Appliquez le tonique en réalisant un massage doux et rincez à l'eau tiède. Le rhum donnera de l'éclat et de la brillance aux cheveux ternes.

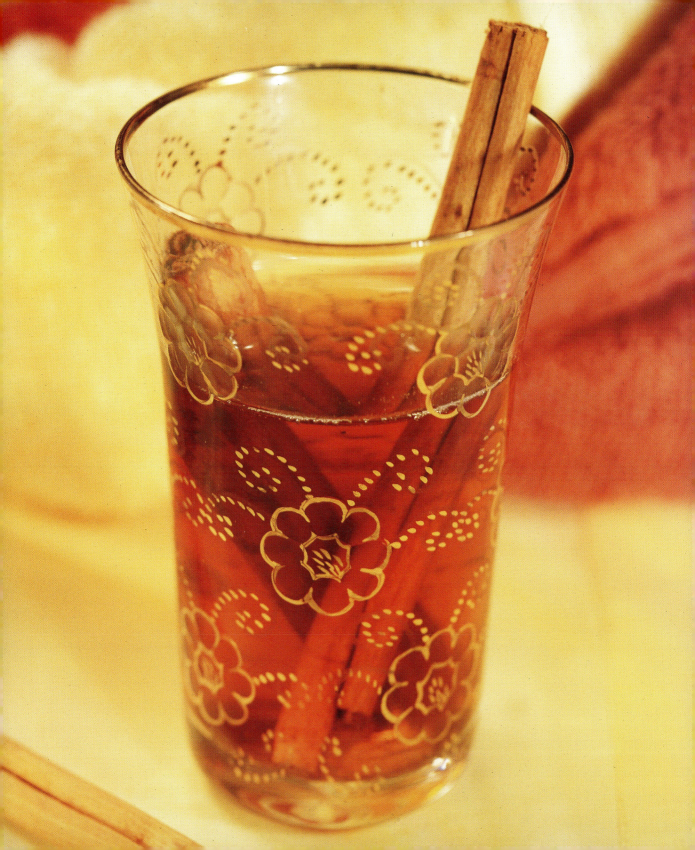

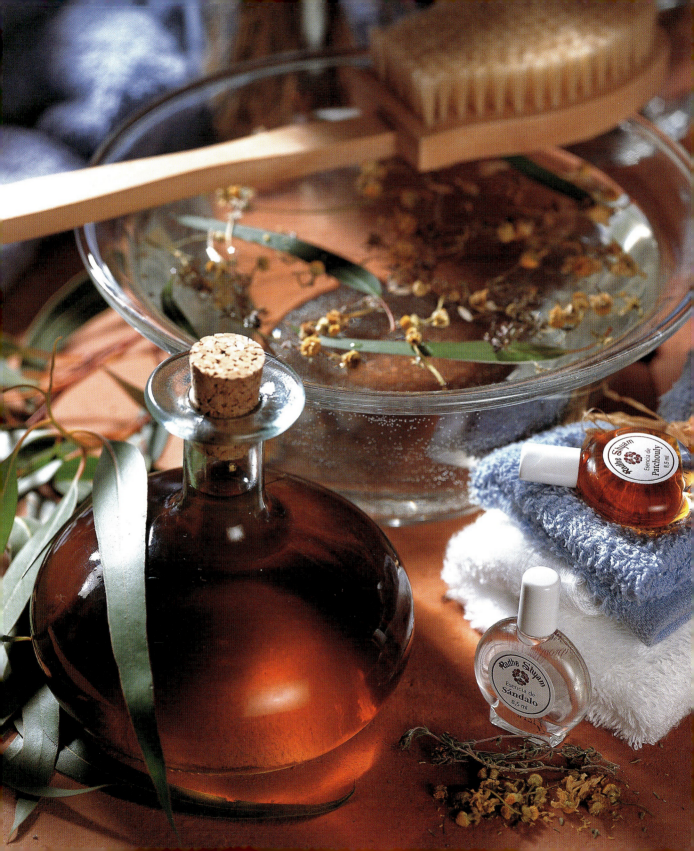

LES CHEVEUX

Tonique revitalisant

- 2 cuillerées à soupe d'huile essentielle de romarin
- 50 cl de rhum
- 25 cl d'alcool
- 2 cuillerées à soupe d'huile de ricin
- 1 cuillerée à soupe de carbonate d'ammoniaque

Mélangez tous les ingrédients et conservez la préparation dans un flacon fermé hermétiquement pour qu'elle macère pendant 8 jours. Appliquez le tonique deux ou trois fois par semaine, dilué dans de l'eau. Faites un massage du cuir chevelu, en répartissant le tonique jusqu'aux pointes.

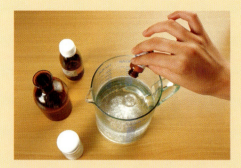

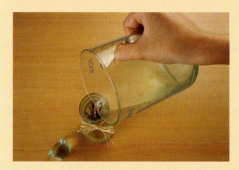

Masque à l'amande

- 2 cuillerées à soupe de cognac
- 1 jaune d'œuf
- 1 cuillerée à café d'huile d'amande
- 5 gouttes d'huile essentielle de sauge

Mettez tous les ingrédients dans un bol et mélangez-les bien avec une cuillère. Ajoutez l'huile d'amande et l'huile essentielle, puis remuez énergiquement pendant 1 minute.

Soin au yaourt

- 6 cuillerées à soupe de yaourt
- 1 œuf

Mettez les ingrédients dans un récipient et mélangez. Appliquez en réalisant un massage doux sur les cheveux et le cuir chevelu, avec le bout des doigts pendant 4 minutes.
Ensuite, enroulez-vous la tête avec une serviette chaude et laissez agir 10 minutes de plus. Pour finir, rincez à l'eau tiède.

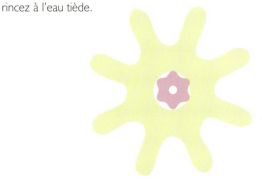

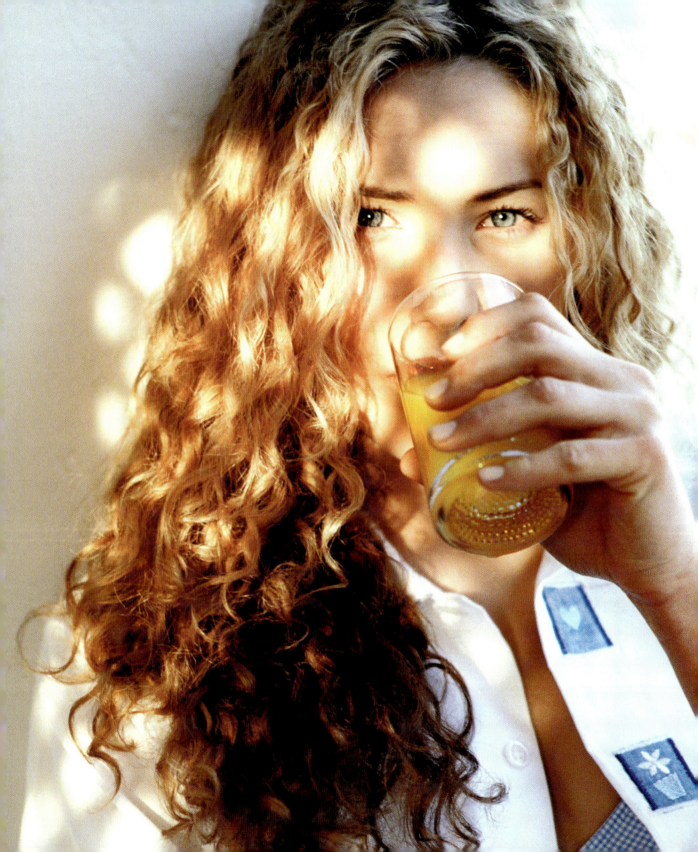

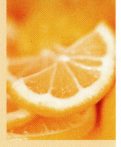

Une solution pour chaque problème

Cheveux gras

Les cheveux sont gras pour des raisons diverses, bien que chez certaines personnes cela soit dû à des caractéristiques constitutionnelles. Chez d'autres, c'est lié à des infections qui attaquent les glandes sébacées. L'excès de sébum peut être aussi lié à des maladies de la nutrition comme peuvent l'être la goutte, l'obésité, le diabète, une alimentation dénaturée ou des bouleversements comme la constipation. Pour remédier à un cheveu trop gras, il est important d'avoir une alimentation saine et équilibrée, qui soit à la fois reconstituante et purificatrice. Si vous avez les cheveux trop gras, il est préférable que vous n'abusiez pas des shampooings spéciaux pour cheveux gras, car ils sont trop agressifs. Il est préférable d'utiliser un shampooing pour cheveux normaux.

Cheveux au soleil

En été, c'est la saison de la plage et des baignades en piscine, il faut alors s'inquiéter pour la santé de ses cheveux et les protéger des agents extérieurs qui peuvent leur porter préjudice. Il faut profiter de l'été et des activités à l'air libre, mais avec précaution et en étant toujours conscient que les cheveux se déshydratent et s'abîment si on ne prend pas un minimum de précautions.

Les expositions prolongées sous le soleil abîment beaucoup les cheveux, de même que le sable de la plage, l'eau salée et le chlore de piscines. Si vous vous douchez plusieurs fois par jour en été, sachez que cela peut se révéler très négatif si l'eau que vous utilisez contient trop de chlore.

Lotion au citron

✤ 25 cl d'eau de rose
✤ Le jus d'un citron

Mélangez l'eau de rose avec le jus de citron et versez dans un flacon, bouchez-le hermétiquement. Appliquez la lotion après avoir bien rincé les cheveux. Cette lotion, en plus d'éliminer l'excès de sébum, aide à tonifier le cuir chevelu.

Shampooing au romarin

☆ 1 cuillerée à soupe de shampooing naturel
☆ 1 jaune d'œuf
☆ 3 gouttes d'huile essentielle de romarin

Mélangez bien tous les ingrédients et remuez jusqu'à l'obtention d'une pâte crémeuse. Appliquez le shampooing et jetez le surplus, parce qu'il ne se conserve pas bien.

Les cheveux

Fins mais forts

Si vous avez les cheveux fins et cassants, vous devez vous soucier de votre alimentation, qui doit être riche en vitamines et en sels minéraux. L'œuf cru appliqué sur les cheveux est une excellente façon de renforcer la croissance et de donner de la brillance ; il contient une substance appelée cholestérine, qui aide à la régénération des cheveux.

Il convient, en plus, de stimuler la circulation sanguine grâce à des jets d'eau froide sur la nuque et de brosser vos cheveux tous les jours. Il est aussi important de conserver un équilibre émotionnel, en faisant en sorte que les contrariétés vous affectent le moins possible.

Tonique au vinaigre

☼ 1 petit verre de vinaigre de cidre

Après vous être lavé les cheveux, faites-vous un massage avec le vinaigre, puis rincez-les encore une fois.

Crème pour faire briller

☆ 1 jaune d'œuf
☆ 2 cuillerées à soupe d'huile d'amande douce ou d'olive
☆ 1 cuillerée à café de jus de citron

Battez le jaune d'œuf et incorporez l'huile peu à peu. Lorsque vous obtenez une préparation plus consistante, ajoutez le jus de citron en mélangeant les ingrédients comme si vous vouliez réaliser une mayonnaise. Appliquez sur les cheveux et le cuir chevelu en exerçant un massage. Laissez agir pendant 1 heure et terminez en vous lavant les cheveux à l'eau tiède.

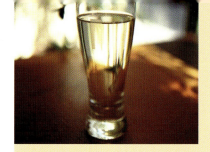

Lotion
à l'écorce de chêne vert

☆ 2 cuillerées à soupe d'écorce de chêne vert
☆ 1 jaune d'œuf
☆ 50 cl d'eau distillée

Broyez l'écorce de chêne vert en petits morceaux que vous mettrez dans un récipient avec de l'eau froide. Portez à ébullition. Laissez bouillir 15 minutes et filtrez. Ensuite, ajoutez le jaune d'œuf et passez au batteur électrique. Appliquez la lotion chaque nuit et vous stimulerez la croissance des cheveux.

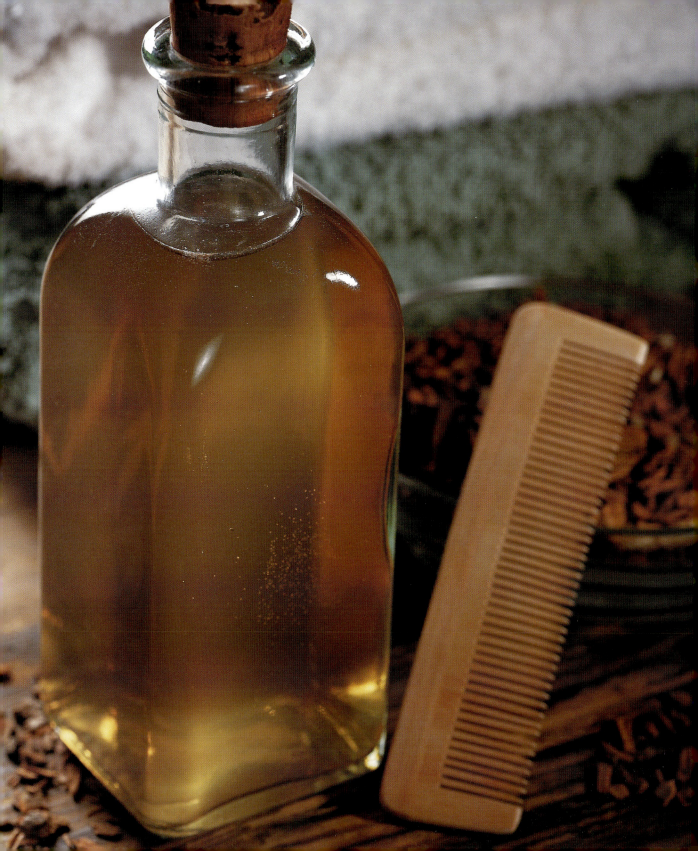

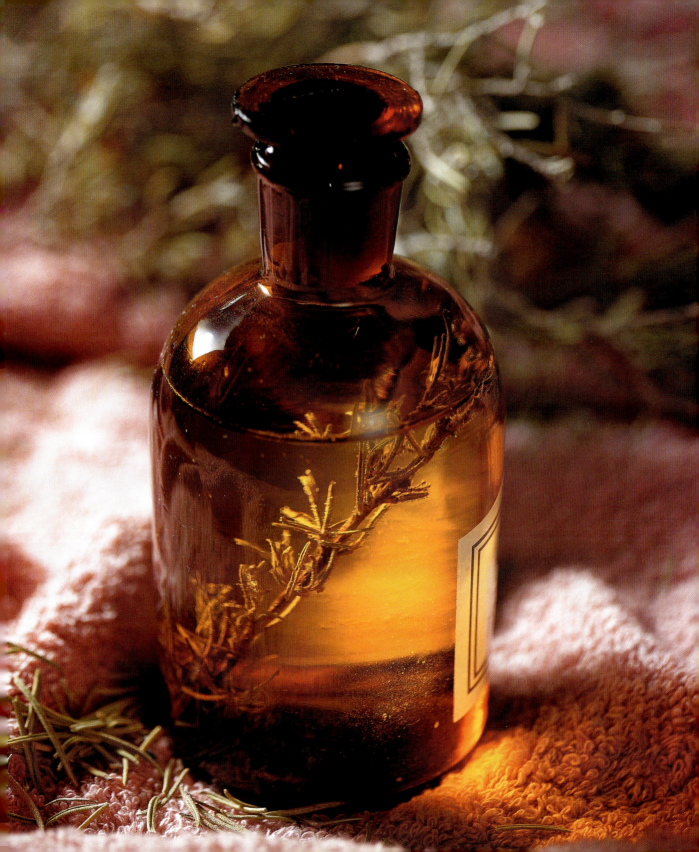

LES CHEVEUX

Combattre les pellicules

Rinçage aromatique

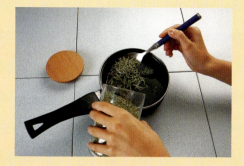

* 2 cuillerées à soupe de romarin frais
* 2 cuillerées à soupe de menthe
* 1 litre de vinaigre de pomme

Mélangez tous les ingrédients et laissez-les macérer dans un flacon en verre pendant 15 jours. Passé ce temps, vous pouvez utiliser la préparation diluée à 50 % avec de l'eau, pour rincer les cheveux après le shampooing.

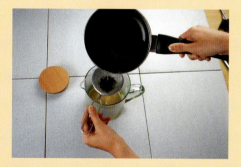

Masque à l'argile

☆ 100 g d'argile
☆ 1 litre d'eau

Mélangez l'argile avec l'eau pour former une pâte. Appliquez-la avec de petites frictions sur tout le cuir chevelu et laissez-la agir pendant 15 minutes. Rincez abondamment à l'eau tiède et, si vous le souhaitez, vous pouvez effectuer un dernier rinçage avec le tonique antipelliculaire. Ce masque possède un grand pouvoir dépuratif et stimulateur.

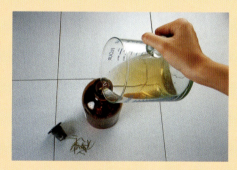

Tonique antipelliculaire

☆ 3 cuillerées à soupe de romarin
☆ 1 litre d'eau

Mettez les deux ingrédients dans un récipient avec de l'eau et portez le mélange à ébullition, pendant 20 minutes. Filtrez-le et, lorsqu'il est froid, appliquez-le lors du dernier rinçage.

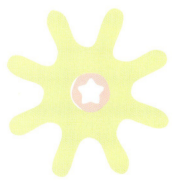

Les cheveux

Adoucissant à l'avocat

* 1 jaune d'œuf
* 1 cuillerée à soupe de cognac
* 2 cuillerées à café d'huile d'avocat
* 3 gouttes d'huile essentielle de romarin

Mettez le jaune d'œuf et le cognac dans un récipient et remuez bien avec une baguette en bois, puis incorporez l'huile d'avocat et mélangez bien. Ajoutez les petites gouttes d'huile essentielle de romarin. Appliquez en réalisant un massage sur les cheveux humides récemment lavés pendant 1 minute. Laissez agir environ 15 minutes et rincez abondamment à l'eau chaude.

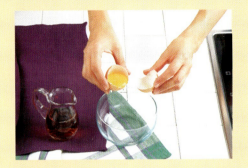
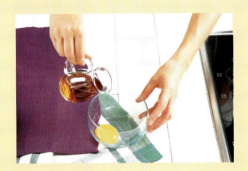

Shampooing au jaune d'œuf

☆ 1 cuillerée à soupe de cognac
☆ 1 jaune d'œuf
☆ 8 cl de shampooing naturel
☆ 3 gouttes d'huile essentielle de thym

Mélangez le cognac avec le jaune d'œuf, en remuant bien avec une baguette en bois. Ajoutez le shampooing et l'huile essentielle de thym, sans cesser de remuer, jusqu'à l'obtention d'un mélange crémeux. Versez dans une bouteille propre et sèche.

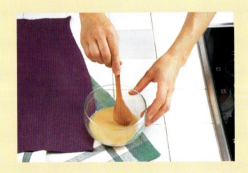

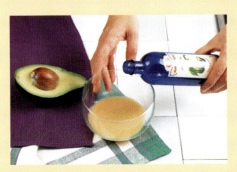

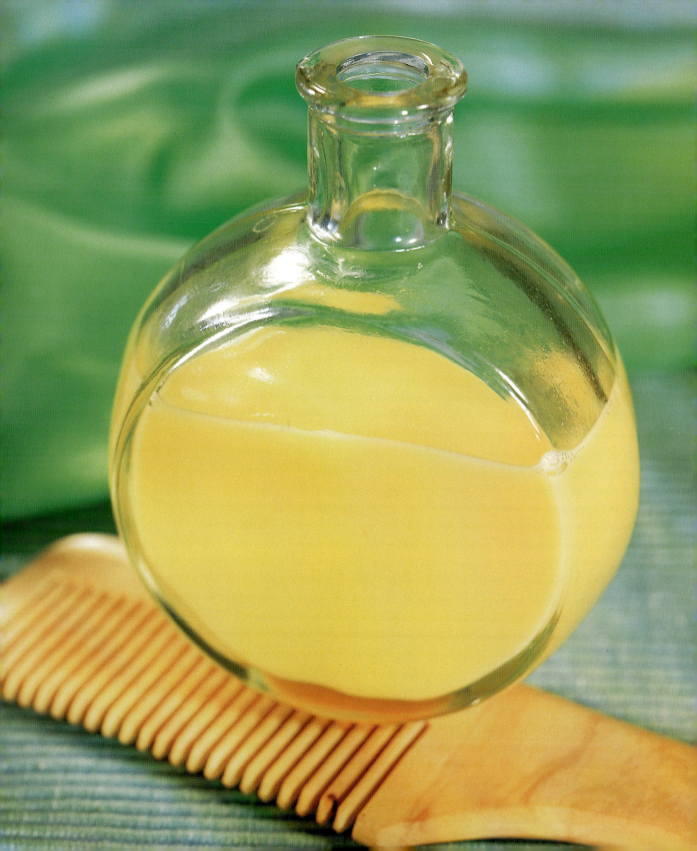

Index

Acné, 24.
Adoucissant
  acide, 52.
  à l'avocat, 62.
  à l'huile de courge, 41.
Applications
  de pomme de terre crue, 39.
  de sel, 24.
  de thé, 35.
Astringent à la menthe, 12.

Bain de vapeur aux herbes, 26.
Baume labial, 40.

Calmant aux herbes, 35.
Cheveux, 48.
Crème
  à la banane, 16.
  anti-cernes, 39.
  antirides à l'avocat, 30.
  au concombre, 32.
  au germe de blé, 11.
  aux herbes pour les lèvres, 41.
  hydratante au concombre, 12.
  nettoyante à l'avocat, 8.
  nutritive à l'huile d'amande, 19.
  nutritive au miel, 16.
  oculaire, 36.
  pour faire briller, 58.

Dentifrice
  à la fraise, 47.
Dents, 42.

Éclat des lèvres, 40.

Huile cosmétique, 35.

Lait nettoyant
  au concombre, 7.
Lotion
  à l'écorce de chêne vert, 58.
  à la laitue, 15.
  antirides aux herbes, 30.
  au citron, 57.
  capillaire aux feuilles
    de bouleau, 52.
  hydratante au miel, 15.
  nettoyante à la pomme, 8.
  tonifiante aux feuilles
    de violette, 36.

Masque
  à l'amande, 55.
  à l'argile (pour la peau), 20.
  à l'argile (pour les cheveux), 61.
  à l'avoine, 23.
  à l'œuf, 23.
  à la carotte, 26.
  à la noix de coco, 30.
  à la poire, 20.
  nettoyant au yaourt, 7.
  nutritif, 26.

Pâte de bicarbonate, 47.
Poudre
  à la sauge, 44.
  dentaire aux herbes, 44.

Rinçage aromatique, 61.

Shampooing
  au jaune d'œuf, 51, 62.
  au romarin, 57.
  aux herbes, 51.
  pour cheveux roux, 51.
  protéique à la sauge, 51.
Soin au yaourt, 55.

Tonique
  à la consoude, 39.
  antipelliculaire, 61.
  au rhum et à la cannelle, 52.
  au vinaigre, 58.
  calmant, 11.
  revitalisant, 55.

Yeux, 32.